MANUEL D'ASSISTANCE

LA CHARITÉ A PARIS

DES DIVERSES FORMES DE L'ASSISTANCE

DANS LE DÉPARTEMENT DE LA SEINE

PAR

C. J. LECOUR

CHEF DE LA PREMIÈRE DIVISION A LA PRÉFECTURE DE POLICE

« Qui donne aux pauvres, prête à Dieu. »
VICTOR HUGO.

PARIS

P. ASSELIN, LIBRAIRE DE LA FACULTÉ DE MÉDECINE
PLACE DE L'ÉCOLE-DE-MÉDECINE

1876

MANUEL D'ASSISTANCE

LA CHARITÉ A PARIS

CORBEIL. — Typ. et stér. de CRÉTÉ FILS.

MANUEL D'ASSISTANCE

LA CHARITÉ A PARIS

DES DIVERSES FORMES DE L'ASSISTANCE

DANS LE DÉPARTEMENT DE LA SEINE

PAR

C. J. LECOUR

CHEF DE LA PREMIÈRE DIVISION A LA PRÉFECTURE DE POLICE

« Qui donne aux pauvres, prête à Dieu. »
VICTOR HUGO.

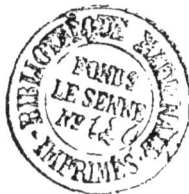

PARIS

P. ASSELIN, LIBRAIRE DE LA FACULTÉ DE MÉDECINE

PLACE DE L'ÉCOLE-DE-MÉDECINE

1876

AVANT-PROPOS

J'ai rassemblé et je publie ces notes sur l'organisation de la charité à Paris et dans le département de la Seine, parce qu'elles rentrent dans le cadre des études qui touchent aux questions de sûreté publique.

Devant beaucoup de délits, devant des crimes même, la répression ne serait-elle pas, jusqu'à un certain point, moralement désarmée, si elle n'avait pas été précédée par de l'assistance ou tout au moins par la possibilité du recours à une institution charitable?

C'est cette possibilité permanente dans toutes les circonstances qui commandent l'assistance, qu'il m'a semblé utile de faire ressortir. La chose était d'ailleurs facile. Il ne s'agissait que de mettre en lumière le fonctionnement du mécanisme de secours de l'administration hospitalière parisienne et des institutions dues à la bienfaisance privée. Certaines lois d'un caractère général, les établissements créés par le gouvernement et par les municipalités, et enfin les me-

LA
CHARITÉ A PARIS

CHAPITRE PREMIER

LA CHARITÉ PRIVÉE. — LE DROIT AUX SECOURS PUBLICS.

L'initiative et la philanthropie anglaises. — Un livre turc. — Paris et Londres. — La loi sur le domicile de secours. — Les difficultés spéciales au département de la Seine. — L'assistance publique et la charité privée. — Les diverses institutions de bienfaisance.

L'engouement facile pour les institutions de l'étranger est une des formes et comme un des restes de la vieille courtoisie française. Cela est vrai, surtout dans notre temps, en ce qui concerne l'Angleterre.

Tout le monde en France s'accorde pour proclamer que la Grande-Bretagne est le pays où l'initiative privée, suppléant avec avantage l'action publique, a créé et subventionne, dans les plus larges proportions, des institutions charitables de toute nature. Il est également admis que, sauf un petit nombre d'exceptions, notre pays n'a d'institutions de ce genre que celles dont il a été doté par l'administration goúvernementale ou municipale.

Sur le premier point, et large part faite au mérite incontesté de leur caractère national, un peu de défiance m'est venue, je l'avoue, en écoutant des philanthropes anglais. Il m'a paru que chez nos voisins d'outre-Manche la pompe de la parole, la satisfaction et les illusions de l'apôtre, le parti pris du silence devant la critique ou l'objection, pouvaient, dans une certaine mesure, masquer des imperfections pratiques.

Sur le second point, il serait équitable de reconnaître que c'est avec une haute raison qu'en France le Gouvernement se borne, le plus souvent, à assister et à sanctionner l'exercice de la bienfaisance privée, afin de laisser à la solidarité charitable la tâche considérable qui lui incombe et que seule d'ailleurs elle peut bien remplir.

J'en étais là de mes impressions lorsque le hasard a placé sous ma main un petit livre signé d'un nom turc, bien qu'il soit écrit par une plume anglaise, disent les uns, russe, disent les autres (1), et qui, traitant ce même sujet de l'assistance privée à Londres, contient, sous une forme légère, de sévères appréciations.

Un des chapitres de ce livre, intitulé : *Benevolent institutions* (institutions de bienfaisance), débute ainsi : Il m'est difficile de rendre l'effet que produit sur l'étranger arrivant à Londres la vue du nombre énorme des diverses sortes d'établissements sur les murs desquels on lit en grosses lettres : *Soutenu par des contributions volontaires* (« supported by voluntary contributions »).

L'auteur raconte ensuite comment il a pu voir de près le fonctionnement de plusieurs de ces institutions de la charité privée et quel a été son désenchantement à leur égard. Il y a de tout dans ce récit : des détails plaisants et de douloureuses révélations, notamment en ce qui touche les actes de violence communément exercés envers les aliénés dans les asiles qui leur sont destinés.

(1) A little book about Great. Britain, by Azamat-Batuk. Londres, 1870.

Les critiques formulées par Azamat Batuk sont-
elles superficielles ou exagérées? Il serait permis
d'en douter en raison de leur précision de détails
et aussi de leur grande apparence de sincérité.
Dans tous les cas, elles ont fortifié mes défiances
et elles m'autorisent à croire qu'on peut sans
témérité entreprendre d'établir que, par son organisation charitable, non-seulement en ce qui
touche l'administration générale de l'assistance
publique parisienne, mais encore au point de vue
des institutions dues à l'initiative de la bienfaisance privée, notre pays est loin d'être aussi dés-
hérité qu'on le déclare trop facilement, et qu'enfin, sous ce rapport, Paris, si généreux en matière de dons et de souscriptions pour l'infortune,
pourrait, sans trop d'infériorité, soutenir la com-
paraison avec Londres.

Il suffira, pour le démontrer, de donner, avec
de courts commentaires sur le caractère de chaque
catégorie d'entre eux, la liste de tous les établissements de traitement, de secours, de bienfaisance
du département de la Seine. J'entreprends cette
énumération sans trop redouter qu'elle rebute le
lecteur : elle touche à trop de misères pour man-
quer d'intérêt, et elle peut d'ailleurs avoir une

réelle utilité pratique en ce qui touche l'exercice de la bienfaisance (1).

Avant de procéder à cette nomenclature et pour qu'elle soit complète et méthodique, il est indispensable d'examiner rapidement la question des secours publics et de se rendre compte des charges spéciales et considérables qui pèsent, sous ce rapport, sur la ville de Paris et sur le département de la Seine.

Le droit aux secours publics est réglé en France par la loi du 15 octobre 1793 (24 vendémiaire an II).

Cette loi, après avoir stipulé, dans son article premier, que « le domicile de secours est le lieu « où l'homme nécessiteux a droit aux secours « publics, » et déclaré « que le lieu de nais- « sance est le lieu naturel du domicile de secours, « et que le domicile de secours s'acquiert par un « an de séjour dans la commune, » n'admet la justification de séjour qu'autant qu'elle résulte

---

(1) Il existe à ce sujet un Manuel des œuvres et institutions religieuses et charitables de Paris, publié en 1867-1870 par la librairie Poussielgue frères, rue Cassette.

Voir aussi *Paris protestant*, par M. le pasteur A. Decoppet. J. Bonhoure et Cie, éditeurs, rue de Lille, n° 48. 1876.

d'une « inscription au greffe de la municipalité ». Elle refuse, en outre, le domicile de secours au domicilié non pourvu d'un passe-port ou de documents de nature à établir qu'il n'est point *un homme sans aveu.*

Les articles 16, 17 et 18 déterminent les conditions de l'admission à l'hospice ou à l'hôpital ; ils sont ainsi conçus :

ART. 16.

« Tout vieillard âgé de 70 ans, sans avoir « acquis le domicile ou reconnu infirme avant « cette époque, recevra les secours de *stricte né-* « *cessité* dans l'hospice le plus voisin. »

ART. 17.

« Celui qui, dans l'intervalle du délai prescrit « pour acquérir le domicile de secours, se trou- « vera par quelque infirmité, *suite de son travail,* « hors d'état de gagner sa vie, sera reçu à tout « âge dans l'hospice le plus voisin. »

ART. 18.

« Tout malade, *domicilié de droit ou non,* qui « sera sans ressources, sera secouru ou à son domi-

« cile de fait ou dans l'hospice le plus voisin. »

A la simple lecture de cette loi, on est frappé de l'impossibilité pratique de son application et surtout de ce fait qu'elle est dépourvue de sanction.

Remarquons, en passant, qu'il n'en est pas ainsi en Belgique. La loi belge rendue sur le même sujet, le 25 février 1845, dispose que tout malade sans ressources sera soigné par la commune où il se trouve ; mais, après avoir édicté que le remboursement des frais de traitement ou d'assistance sera fait par la commune du domicile de secours, elle règle les termes et délais dans lesquels devra être effectué ce remboursement qui est obligatoire par les voies de droit.

On pressent les difficultés d'exécution que soulève l'imperfection de notre législation sur ce point. Toutefois, il ne faut pas se dissimuler que la loi à intervenir est délicate, difficile à formuler, et que, sous peine de faire du communisme et de tarir les sources de la charité, elle ne peut, en matière d'assistance, substituer l'action publique à l'action privée. Elle ne devrait faire autre chose que de régler, d'une manière précise, les conditions du domicile de secours afin d'arriver

à répartir, sans résistances, les charges qu'entraî-
nent les soins à donner aux malades indigents et
certaines nécessités absolues d'assistance.

Pour Paris, les difficultés d'exécution sont
énormes et de tous les jours. En effet, c'est vers
la capitale que, de tous les points de la France et
même de l'étranger, se dirigent, ou sont dirigés
par des municipalités calculatrices, désireuses de
s'exonérer des charges de l'assistance, des malades, des infirmes, des enfants abandonnés, des
incapables, des idiots indigents. Ces malheureux
espèrent y trouver des soins, des secours, une
assistance plus large qu'au lieu de leur demeure
habituelle. Malgré leur faiblesse, leurs infirmités,
ils ont beau venir de loin, ils finissent toujours
par arriver à Paris, souvent avec le concours inté-
ressé qui vient d'être indiqué, plus souvent encore on ne sait comment. Beaucoup s'imposent
en nomades à des hospitalités de passage. On
se débarrasse d'eux par des expédients charitables sous forme de moyens de transport, et
c'est ainsi qu'ils franchissent une longue série
d'étapes.

Sauf en ce qui touche les vagabonds et les mendiants, qu'on peut, à l'aide de la loi du 9 juillet

1852 (1), repousser du département de la Seine lorsqu'ils lui sont étrangers, l'administration est désarmée devant cette invasion de nécessiteux à laquelle la loi du 15 octobre 1793 n'oppose, en réalité, aucune barrière. Que peuvent faire, à ce point de vue, les restrictions stipulées dans les articles 16 et 17 : la limitation des secours à la *stricte nécessité* et la condition que l'infirmité secourue doit être la *suite du travail?* Quant à l'établissement du domicile de secours refusé à l'*homme sans aveu* (art. 6), il repose sur l'accomplissement de formalités qui sont depuis longtemps abandonnées par la pratique. On n'a donc d'autres ressources, pour arriver au remboursement des frais de traitement, que de se rejeter sur le lieu de naissance; mais il faut pour cela prouver que le séjour d'une année, dans les conditions légales, n'a eu lieu nulle part. Comment faire l'enquête sur ce point, alors que le malade ou l'indigent qui la motive ne peut ou ne veut fournir des renseignements qu'il pressent devoir

---

(1) Le séjour du département de la Seine peut être interdit administrativement, pendant un délai déterminé qui ne pourra excéder deux ans, à ceux qui, n'étant pas domiciliés dans le département de la Seine, n'y ont pas de moyens d'existence. (Loi du 9 juillet 1852, art. 1er.)

l'exposer à un renvoi, à un déplacement? Le résultat ordinaire, en pareil cas, c'est l'ajournement
indéfini de toute solution. Le fait accompli reste
d'ailleurs le maître, car le malade est là; domicilié ou non, il y a devoir d'humanité à lui donner les soins dont il a besoin.

Ces misères venues de toutes parts, et dont le
nombre s'accroît quotidiennement, s'ajoutent aux
misères locales, si nombreuses dans une population de plus de 2,000,000 d'habitants (1). Leur
soulagement constitue une tâche lourde, difficile,
sans cesse renaissante et pour l'accomplissement
de laquelle il ne faut rien moins que la communauté d'efforts de l'assistance publique et de la
charité privée, celle-ci complétant celle-là. On ne
peut donc les bien apprécier que réunies, c'est-
à-dire alors qu'elles forment un mécanisme complet comprenant les institutions les plus variées
et fournissant le secours et l'appui sous mille
nuances.

C'est par cette raison que chaque catégorie des

(1) Le dernier recensement fait en 1872 attribue au département de la Seine une population de 2,220,660 habitants. Dans ce
chiffre, Paris figure pour 1,852,000. En 1831, la population de
Paris était de 800,000 habitants. Après l'annexion de la banlieue,
en 1861, elle atteignit le chiffre de 1,700,000 habitants.

œuvres de bienfaisance que nous allons passer en revue se composera des établissements de l'administration publique et des institutions dues à l'initiative privée.

Ces œuvres peuvent se classer ainsi, selon leur objet :

La naissance de l'enfant, sa nourriture, sa tutelle en cas d'abandon ;

La crèche, la salle d'asile ;

L'école ;

L'éducation religieuse ;

L'assistance de l'enfant ;

L'apprentissage ;

L'assistance de la jeunesse, de l'adulte ;

Les secours à domicile ;

L'hôpital, l'asile de traitement ;

La convalescence ;

L'assistance des vieillards, des infirmes ;

L'hospice, l'asile, le dépôt de mendicité ;

L'assistance judiciaire ;

Le rapatriement ;

La solidarité charitable ;

L'assistance de l'étranger ;

Le patronage des détenus.

Une nomenclature de ce genre est très-com-

plexe; elle repose sur des éléments variables,
mais toujours en progrès. C'est dire qu'elle ne
peut avoir la prétention d'être complète, et qu'en
dépit des soins et de l'exactitude qu'on y apporte,
elle doit se résigner à n'avoir surtout que le
caractère et la portée d'un aperçu général.

CHIAPTRE II

LA NAISSANCE DE L'ENFANT, SA NOURRITURE, SON ASSISTANCE ET SA TUTELLE EN CAS D'ABANDON.

La naissance de l'enfant. — Les sages-femmes du bureau de bienfaisance. — La société de charité maternelle. — L'association des mères de famille. — L'hôpital des cliniques. — La maison et école d'accouchement. — L'asile Sainte-Madeleine. — La maison de répression de Saint-Denis. — Les secours en argent. — L'asile Gérando. — L'hospice des enfants assistés. — Le tour. — Le rapport de M. de Lamartine. — Surveillance et suppression du tour. — Le bureau municipal des nourrices. — La loi pour la protection des enfants du premier âge.

Que va devenir, à l'heure de la maternité, cette femme qui est arrivée là par le mariage, la séduction ou par la débauche ? Elle n'a pas à compter sur les sollicitudes et les secours raffinés que procure la richesse, sur le confortable bourgeois, sur le gîte et les soins de la maison de santé ou de la sage-femme recevant des pensionnaires (1), sur les assistances fraternelles et tou-

(1) Il y a dans le département de la Seine environ 600 sages-femmes recevant des pensionnaires.

chantes de la camaraderie ouvrière. Femme sans travail et sans épargnes, domestique sans abri, fille trompée ou fille perdue, dépourvue de ressources, elle n'a pas seulement été « condamnée à enfanter dans la souffrance » : il lui faut endurer cette angoisse de ne savoir où s'échouer dans sa misère.

Mais la charité a pourvu. Les bureaux de bienfaisance, et à Paris il y en a un par arrondissement, et dans la banlieue un par commune, désignent et rétribuent des sages-femmes qui prêtent gratuitement leur concours aux indigentes qui le demandent.

L'origine de cette mesure est un arrêté du ministre de l'intérieur du 28 octobre 1813, portant que des sages-femmes seront attachées à chaque bureau de bienfaisance.

En dehors des bureaux de bienfaisance, il y a pour l'accouchement des indigentes diverses œuvres d'assistance privée. Ce sont :

La Société de charité maternelle (1), qui a près d'un siècle d'existence. Elle secourt, au moment

(1) Le siége de cette société est rue de Douai, n° 17. Il y a pour chaque arrondissement des dames chargées de distribuer des secours.

de l'accouchement, les femmes abandonnées par leurs maris ou devenues veuves pendant leur grossesse et ayant déjà un enfant, et celles qui ont plusieurs enfants et dont les maris sont infirmes ou hors d'état de travailler ;

L'Association des mères de famille (1), laquelle fournit les secours gratuits des médecins et des sages-femmes et accorde des secours aux indigentes en couches et à leurs enfants nouveau-nés.

Sur le terrain de l'assistance publique, l'organisation des secours de cet ordre est complète. Dans tous les hôpitaux, des lits sont réservés pour les cas d'urgence où l'accouchement est imminent. Il y a pour les cas difficiles et intéressants sous le rapport scientifique une salle spéciale à *l'Hôpital des cliniques* (2).

Il y a enfin un établissement modèle : *la Maison et École d'accouchement* (3), toujours ouverte aux femmes enceintes indigentes domiciliées à Paris

(1) La présidente-trésorière de cette œuvre, Mme Danloux-Duménil, demeure rue de Londres, no 52. Il y a des présidentes par arrondissements.

(2) Cet hôpital est situé place de l'École-de-Médecine, no 21.

(3) Elle est installée boulevard de Port-Royal, no 123. Cet établissement a pour annexe une école pratique d'accouchement où cent élèves se préparent à l'exercice de la profession de sages-femmes.

depuis un an, qui sont dans le neuvième mois de leur grossesse ou chez lesquelles se produisent des symptômes précurseurs d'un accouchement prématuré. Les femmes reconnues être sur le point d'accoucher y sont reçues sans justification d'indigence et de résidence. Sur toutes les espèces d'ailleurs, les considérations d'humanité priment la règle écrite.

Pendant la période qui suit l'admission et précède l'accouchement, les femmes admises sont occupées à des travaux de couture dont la rétribution leur constitue un petit pécule (1).

La maison d'accouchement renferme 232 lits et 68 berceaux. Lorsque cet établissement est encombré ou qu'il y a lieu d'y redouter le développement de la fièvre puerpérale, les femmes enceintes, une fois leur admission décidée en principe, sont envoyées comme pensionnaires, aux frais de l'administration générale de l'assistance publique, chez des sages-femmes pour y faire leurs couches. Ceci est la solution offerte pour tous les cas où l'indigente enceinte a atteint

(1) C'est un arrêté du conseil général des hospices du 24 pluviôse an X (13 février 1802), qui a établi des travaux à la Maternité pour occuper les femmes enceintes.

le dernier mois de sa grossesse. Mais avant de se trouver dans les conditions d'admission dans la maison d'accouchement, quel sera le sort des filles ou des femmes enceintes qui ne savent que devenir jusqu'au moment de l'accouchement encore éloigné de plusieurs mois ? Ce sont des filles de Paris dépourvues d'appui et de ressources, ou des filles de province qui ont quitté leur pays, leurs familles, pour dissimuler leur état, ou sous le coup des réprobations soulevées par leur inconduite. Elles ne peuvent plus se placer comme domestiques ni se livrer à de gros travaux.

Une œuvre charitable privée, *l'Asile Sainte-Madeleine* (1), a été instituée pour recevoir et assister jusqu'au moment de leur admissibilité à la maison d'accouchement cette catégorie d'indigentes. De même qu'à la maison d'accouchement, celles-ci y sont occupées à des travaux de couture sur le produit desquels elles paient un prix de journée.

S'agit-il de pauvres créatures réduites aux mêmes extrémités, mais que leur inertie ou les

(1) Cet établissement, d'abord situé rue du Faubourg-Saint-Jacques, n° 19, est actuellement boulevard Montparnasse, n° 81. Il peut contenir 24 pensionnaires.

circonstances empêchent de recourir à cette
œuvre et qui se remettent d'elles-mêmes entre les
mains des agents de l'administration comme se
trouvant sans asile et sans moyens d'existence, il
ne peut être question de les poursuivre pour
vagabondage, de les laisser sur le pavé exposées
à de sinistres défaillances ou de les repousser par
des mesures rigoureuses vers les lieux d'où la
honte les a chassées. La préfecture de police les
envoie, sur leur demande et à titre d'hospitalité,
dans la maison de répression de Saint-Denis, où
elles peuvent travailler, se former une petite
masse, et d'où elles sortent dès qu'elles en manifestent le désir, soit avant, soit après leurs couches.

Dans d'autres cas et alors que l'indigente enceinte sollicite elle-même les moyens de retourner dans son pays et auprès de sa famille, il y est
pourvu à l'aide de réquisitions de transport sur
lesquelles nous aurons à revenir dans un des
chapitres suivants.

Ces indications montrent que, pour l'indigente
enceinte, le recours à l'assistance est possible
dans toutes les conditions et jusque dans le dé-
couragement du vagabondage.

En ce qui touche l'accouchement, l'œuvre de la charité publique et privée est complète. L'enfant est né. Comment vivra-t-il et sera-t-il élevé?

A sa sortie de la maison d'accouchement, l'accouchée indigente qui veut allaiter son enfant reçoit de l'administration de l'assistance publique, indépendamment d'un petit secours immédiat de 3 à 10 francs, une allocation mensuelle de 5, 10 ou 15 francs. Lorsque l'accouchée, bien que dépourvue de ressources et hors d'état d'allaiter son enfant, se refuse à l'abandonner et se réserve de le placer en nourrice ou l'y a déjà placé, l'administration charitable paie les premiers mois de nourriture. La mère fait-elle réellement effort pour travailler, le secours se prolonge. Il est ainsi accordé parfois jusqu'à 10 mois de nourriture. Une œuvre privée, *l'Asile Gérando* (1), recueille pendant un temps qui n'excède pas trois mois les filles-mères convalescentes, âgées de 16 à 26 ans et dont les enfants sont placés en nourrice ou laissés à la charge de l'administration hospitalière; elle les soigne et les

_____

(1) Rue Blomet, n° 80, à Paris.

assiste après la guérison. Cet asile contient
33 lits.

Si ces divers procédés d'assistance ne suffisent
pas, si l'accouchée misérable se trouve, par des
causes multiples, dans l'impossibilité absolue
d'élever son enfant, il lui reste la suprême ressource de l'hospice des *Enfants trouvés*, comme
on disait autrefois, alors que le *tour* (1) existait encore, ou de l'hospice des *Enfants assistés*, ainsi
qu'on l'appelle aujourd'hui que les abandons
d'enfants se font à bureau ouvert et après une enquête sommaire qui, sans mettre obstacle à
l'abandon, et sans créer dès lors un péril pour l'enfant, recueille sur son état civil et sur sa famille
des renseignements souvent précieux dans l'avenir pour l'abandonné.

L'hospice des Enfants assistés (2) renferme 609
lits. On y reçoit des enfants abandonnés ou orphelins ayant moins de 12 ans (3). Les enfants du

---

(1) Le *tour* existant à la porte des hospices ouverts à l'enfance
permettait d'y introduire sans formalités et sans renseignements,
en restant inconnu, les petits êtres qu'on voulait délaisser.

(2) Cet établissement est situé rue d'Enfer, n°. 100.

(3) Le nombre des enfants abandonnés en 1874 a été de 3,146,
savoir :

premier âge que leur abandon place sous la tutelle de l'administration générale de l'assistance publique, sont immédiatement allaités dans l'hospice même par des nourrices entretenues dans l'établissement, et élevés ensuite à la campagne sous une surveillance active. Les parents peuvent, gratuitement, tous les trois mois, obtenir des renseignements sur leur état de santé.

Lorsqu'ils n'ont pas été réclamés par leurs fa-

1,428	âgés de moins de 15 jours.	
147	— 15 jours à 1 mois.	
114	— 1 mois à 3 —	
101	— 3 — à 9 —	
381	— 9 — à 1 au.	
387	— 1 an à 3 ans.	
171	— 3 ans à 6 —	
404	— 6 — à 12 —	
13 au-dessus de 12 ans (mesures exceptionnelles).		

3,146

Il ressort de ces chiffres que 1,575 enfants d'un jour à un mois ont été abandonnés. Or, en 1874, et pour Paris seulement, le nombre des naissances a été de 53,786. En retirant de ce chiffre les décès d'enfants du même âge, soit 2,693, il reste 51,093, ce qui donne une proportion de 3.08 pour 100.

En 1875, le nombre des enfants délaissés est descendu à 2,338, dont 1,615 d'un jour à 2 ans, et 723 au-dessus de 2 ans.

Le nombre s'était élevé :

à	4,541	en	1870
	4,260		1869
	4,651		1868
	4,469		1867

Il n'avait été que de 4,278 en 1866 et de 3,942 en 1865.

milles, ces enfants sont placés en apprentissage.

On voit par ces détails que dans le département de la Seine l'organisation charitable n'offre aucune lacune en ce qui touche la naissance de l'enfant et la première période de sa vie ; mais ils ne sont pas suffisants pour faire entrevoir le caractère et les difficultés de la tâche d'assistance et d'intervention qui, en matière d'abandons d'enfants, incombe à l'administration hospitalière et à la préfecture de police.

Ce n'est donc pas sortir du cadre que je me suis tracé que d'entrer dans quelques détails sur les différentes phases que ce service a traversées. Je ne remonterai pas d'ailleurs à l'œuvre de la veuve de la rue Saint-Landry qui, la première, en 1638, a ouvert sa maison aux enfants exposés sur le pavé de Paris. Je prends la question dans l'état où elle se trouvait au commencement du siècle.

De 1789 à 1811 toutes les admissions d'enfants à l'hospice s'accomplissaient à bureau ouvert et sans aucune formalité. Un pareil mode de procéder occasionnait de nombreux abus contre lesquels le conseil général des hospices s'efforça de réagir, dès 1802, par un arrêté qui offrait un secours annuel de 50 francs, pendant trois ans et par chaque enfant, aux parents qui retireraient leur enfant de l'hospice.

Le décret impérial du 19 janvier 1811 désigna comme il suit « les enfants dont l'éducation « est confiée à la charité publique (1) » :

1° Les enfants trouvés ;

2° Les enfants abandonnés ;

3° Les orphelins pauvres.

Il considérait comme enfants trouvés ceux qui avaient été trouvés exposés dans un lieu quelconque ou portés dans les hospices destinés à les recevoir, et il disposait (art. 3) qu'il y aurait un tour dans chaque hospice affecté aux enfants trouvés.

Une décision ministérielle de 1823 a assimilé aux enfants trouvés ceux qui naissent dans les hôpitaux ou hospices de femmes reconnues se trouver dans l'impossibilité de les élever.

Personne ne contrôlait le dépôt dans le *tour*,

---

(1) Un décret de la Convention avait attribué aux enfants trouvés le nom d'enfants naturels de la Patrie en remplacement de la désignation générale d'orphelins que leur donnait une loi antérieure.

Une de ses dispositions obligeait les enfants adoptés par la Patrie à porter le *costume national ?*

sorte de boîte tournant sur pivot qui recevait le petit être abandonné et le remettait aux mains charitables toujours prêtes à lui donner les soins et l'assistance qu'il réclamait.

On se bornait à mentionner, au jour le jour, sur des registres, l'arrivée des enfants, leur sexe, leur âge apparent, et à décrire les marques naturelles et les langes qui pouvaient servir à les faire reconnaître (1).

En 1817, l'administration supérieure constatait l'énorme accroissement du nombre des enfants abandonnés, accroissement qu'elle expliquait ainsi :

« D'un côté la misère, de l'autre les soins « que l'administration apporte à la conservation « des enfants et le bienfait de la vaccine sont des « causes naturelles qui, l'une en augmentant le

---

(1) L'inscription de ces enfants sur les registres de l'état civil a été réglée par l'art. 58 du Code civil :

« Toute personne qui aura trouvé un enfant nouveau-né sera tenue de le remettre à l'officier de l'état civil, ainsi que les vêtements et autres effets trouvés avec l'enfant, et de déclarer toutes les circonstances du temps et du lieu où il aura été trouvé. Il en sera dressé un procès-verbal détaillé qui énoncera, en outre, l'âge apparent de l'enfant, son sexe, les noms qui lui seront donnés, l'autorité civile à laquelle il sera remis. Ce procès-verbal sera inscrit sur les registres. »

« nombre des dépositaires, et les deux autres en
« diminuant la mortalité, doivent accroître le
« nombre des enfants trouvés et enfants aban-
« donnés à la charge des hospices ; mais on ne
« peut se refuser à considérer comme l'une des
« causes les plus puissantes de cet accroissement
« les abus qui se commettent dans l'admission
« des enfants à titre d'enfants trouvés et aban-
« donnés. »

En ce qui touchait le département de la Seine,
cette augmentation du nombre des enfants abandonnés, très-considérable, lorsqu'on opposait
le chiffre des abandons de l'an IV (1796), 3,122,
à celui de 1817, 5,467, disparaissait si on l'exa-
minait en se reportant à une époque antérieure
à 1793. En 1789 les délaissements d'enfants s'é-
taient élevés à 5,719 ; ils avaient été de 5,842 en
1790. Ce qui restait établi, en dehors des rappro-
chements statistiques, c'était ce fait que l'élévation du nombre des enfants abandonnés tenait
moins à d'impérieuses nécessités qu'aux grandes
facilités offertes à l'abandon.

Le tour, régulièrement institué par le décret
de 1811, n'a été ouvert qu'en 1827 ; mais depuis
a promulgation de ce décret, comme antérieure-

ment, on avait reçu à toute heure de jour et de
nuit et de toutes mains, dans l'intérieur de
l'hospice, sans exiger de renseignements ou de
déclarations, les enfants qui y étaient apportés.
Sous ce rapport, les facilités étaient telles que
les parents des enfants abandonnés pouvaient
pénétrer dans l'hospice afin de les visiter. Un
arrêté du conseil des hospices de juillet 1812
mit fin à ces visites.

Jusqu'en 1836, les abandons faits en dehors du
tour eurent lieu à bureau ouvert et sans contrôle. Ils s'élevèrent annuellement en moyenne
en 5,200 environ. Pendant l'année 1836, on sou-
mit les déposants à une sorte d'interrogatoire. Ces
tentatives demeurèrent à peu près inefficaces
comme obstacles aux abandons. Il ne pouvait
en être autrement en présence des facilités sans
limite que présentait le tour.

En 1837, le conseil général des hospices crut
avoir trouvé, sinon le remède, au moins une
atténuation au mal, en prescrivant, par un arrêté
du 25 janvier, approuvé par le ministre de l'intérieur et rendu exécutoire par une Ordonnance
de police du 25 octobre, que le dépôt d'un enfant
au tour ou son délaissement comme enfant

abandonné devrait faire l'objet d'un procès-verbal du commissaire de police, visé par le préfet de police (1).

Cet arrêté rappelait qu'aux termes du décret du 20 septembre 1792 (art. 9), en cas d'exposition d'enfant, le juge de paix ou l'officier de police qui en aurait été instruit serait tenu de se rendre sur le lieu de l'exposition, de dresser procès-verbal de l'état de l'enfant, de son âge apparent, des marques extérieures, vêtements et autres indices pouvant éclairer sur sa naissance, et qu'il devrait recevoir aussi les déclarations des personnes qui auraient quelque connaissance relative à l'exposition de l'enfant.

En même temps qu'elle adoptait cette manière de procéder et afin de rendre l'idée de l'abandon moins facilement acceptable, l'administration des hospices décidait par un nouveau rè-

---

(1) « Aucun enfant ne sera, sous quelque prétexte que ce soit, admis à l'hospice des enfants trouvés que dans le cas, sous les conditions et dans les formes prévus par les dispositions de la loi du 20 septembre 1792 et du décret du 19 janvier 1811.

« A cet effet, aucun enfant ne sera reçu que sur le vu d'un procès-verbal du commissaire de police constatant que l'enfant a été exposé ou délaissé ainsi qu'il est dit aux art. 2, 3 et 5 du décret du 19 janvier 1811. »

(Art. 1 et 2 de l'ordonnance de police du 29 octobre 1837.)

glement que les parents d'enfants abandonnés
n'obtiendraient, en aucun cas, l'autorisation de
voir leurs enfants, ni des indications sur le lieu
où ils seraient placés, et qu'ils ne pourraient avoir
de leurs nouvelles qu'en payant chaque fois une
somme de trente francs.

Pendant les deux derniers mois de 1837 et les
deux premiers de 1838, le tour fut surveillé. La
surveillance consistait à prévenir les personnes
qui apportaient des enfants pour les abandonner
qu'elles devaient, dans ce cas, réclamer le concours d'un commissaire de police.

Ce système, où l'intervention de la préfecture
de police était appelée à se produire pour tous
les délaissements d'enfants, n'eut pas les conséquences décisives qu'on en attendait (1). Cela
devait être : le tour restait béant. Suivant l'expression d'un membre du conseil général de la
Seine (session de 1838), la surveillance dont
il était l'objet ne faisait « qu'inquiéter l'a-
bandon ».

_____

(1) En 1836, le nombre des abandons était de 4,934. Il descendit
en 1838 à 3,207, en 1839 à 3,357, en 1840 à 3,628, pour remonter
ensuite progressivement aux chiffres de 4,095 en 1842, de 4,296
en 1845, de 4,554 en 1847.

On avait d'ailleurs à lutter, non-seulement contre les causes d'augmentation du nombre des abandons signalées en 1817, mais aussi contre celles qui résultaient du développement progressif des facilités de transport créées par l'établissement des chemins de fer. Les filles enceintes venaient de tous les points de la France cacher à Paris la honte de leur grossesse, y chercher la possibilité d'un accouchement clandestin et laisser leurs enfants à la charge de l'administration hospitalière. Pour ces faits les compromis de conscience sont si faciles ! On se dit d'abord que le petit être délaissé aura la sollicitude et la tutelle d'une grande institution de charité. On fait taire enfin tout scrupule en se réservant de reprendre son enfant un jour qui, pour le plus grand nombre des cas de ce genre, ne vient jamais.

Le but poursuivi par l'arrêté et l'ordonnance de 1837 : la réduction dans une proportion considérable du nombre des abandons, ou plutôt leur limitation aux cas où le délaissement se justifiait absolument, n'ayant pas été atteint, le problème restait posé. Sa solution était cependant indiquée depuis longtemps. Beaucoup d'hommes compétents pensaient qu'il fallait la chercher dans la suppression du tour.

Mais cette question, lorsqu'on l'abordait pour en finir, paraissait très-grosse et difficile à résoudre. Elle fit, en 1845, l'objet d'un rapport adressé par M. de Lamartine au conseil général de Saône-et-Loire et qui concluait au maintien des tours et à leur libre pratique.

Une commission nommée en 1849 par le ministère de l'intérieur se montra d'une opinion diamétralement opposée. Elle proposa un projet de loi dont les points saillants étaient l'abrogation de l'art. 2 du décret du 19 janvier 1811, c'est-à-dire la suppression du tour et la réglementation des admissions d'enfants dans les hospices. Aux termes de ce projet de loi, les admissions d'enfants devaient être prononcées, pour chaque hospice dépositaire, par un bureau composé de la supérieure de l'hospice ou une sœur désignée par elle, le curé de la ville, le plus ancien s'il y en avait plusieurs, le médecin de l'hospice, un membre de la commission administrative délégué par elle et l'inspecteur des enfants trouvés.

En outre, l'art. 3 du projet chargeait le secrétaire de la commission administrative, lequél devait être assermenté, de recevoir les déclarations de toutes les personnes qui se présenteraient à l'hospice afin d'y déposer un enfant, et de constater leurs dires par des procès-verbaux destinés, en cas de fausses déclarations ou de complicité de suppression d'état, à être transmis à l'autorité judiciaire aux fins de droit.

On estimait que les vérifications ayant pour but de mettre obstacle aux délaissement d'enfants ne pouvaient être mieux faites que par l'administration hospitalière, directement intéressée à défendre le budget des pauvres.

Quant aux adversaires du projet de loi, ils manifestèrent la crainte que la sévérité des enquêtes et la suppression du tour n'eussent pour conséquence de rendre plus fréquentes les expositions d'enfants, d'accroître le chiffre des infanticides et de faire une plus large part à l'avortement volontaire.

C'était, sous une forme moins éloquente, l'argument de M. de Lamartine, lorsque, pour obtenir le maintien du tour, il disait au conseil général de Mâcon :

« Ne renvoyez pas au hasard, à la misère, à la

« mort, l'enfant que la honte ou la misère vous
« jette. »

Aux difficultés que soulevaient ces objections,
il s'en ajoutait d'autres et de très-complexes. On
ne pouvait se dissimuler que la loi à intervenir,
pour être efficace, devrait aborder le question du
domicile de secours. Elle entraînait, par suite,
la modification de la loi du 15 octobre 1793. Dès
lors le problème s'élargissait. Il ne s'agissait plus
seulement de régler ce qui concernait les enfants
trouvés, mais de remplacer une loi obscure et
dépourvue de sanction par des dispositions légales, précises, exécutables, dont la portée de moralisation, de préservation et de sûreté générale,
ni les écueils d'un certain ordre, n'apparais-
saient pas alors comme aujourd'hui.

En attendant cette solution législative, qui
n'arriva point et qui fait encore défaut, le conseil général des hospices obtint, le 5 mars
1852, l'approbation ministérielle d'un arrêté qu'il
avait pris dès le 6 août 1845 et qui avait pour
objet de faire surveiller le tour d'exposition et
de réglementer sur de nouvelles bases le mode
d'admission des femmes enceintes dans la maison d'accouchement et le mode de réception à

l'hospice dépositaire des enfants mis à la charge de la charité publique.

C'est cet arrêté, dont le conseil général avait approuvé les dispositions, qui est encore en vigueur actuellement. Il prescrit (art. 7) une surveillance par le Préfet de police sur les expositions au tour, « afin de prévenir les abus de l'abandon ».

Cette surveillance, forcément inefficace et dont la Préfecture de police demandait par cette raison à être déchargée, se continua jusqu'en 1861, époque à laquelle le tour fut supprimé de fait. Depuis lors, l'examen de tous les cas d'abandon se fit dans un bureau d'admission qui est établi à l'hospice même.

Dans le but de stimuler la sollicitude des parents pour les enfants abandonnés et pour les amener à demander la remise de ces derniers, l'arrêté de 1845 réduisait de 30 à 5 francs le droit de recherche exigé pour obtenir des nouvelles des pupilles des hospices. Ce droit de recherche a été supprimé en 1848.

La réglementation actuelle a conservé l'une des principales dispositions de l'ordonnance de 1837, celle qui avait pour objet d'interdire absolument aux sages-femmes d'intervenir directement auprès

3

de l'administration hospitalière pour l'abandon des enfants. Ce délaissement, lorsqu'il s'agit d'enfants nés en ville et surtout chez les sages-femmes, doit donner lieu à une information préalable faite par le commissaire de police. C'est également ce fonctionnaire qui délivre le certificat d'indigence et de résidence exigé pour l'admission à la maison d'accouchement.

L'abandon des enfants sur la provocation des sages-femmes (1), que la cupidité intéresse à cette mesure, est un des points qui ont, à toutes les époques, préoccupé la préfecture de police. On retrouve la trace de ces préoccupations dans les nombreuses instructions qu'elle a eu à donner relativement aux abandons et qu'elle renouvelait

(1) « Les abandons au *tour* doivent presque tous être imputés aux conseils, nous disons plus, aux suggestions des sages-femmes qui s'en chargent moyennant salaire de 10, de 15, de 20 et même de 50 fr., salaire d'autant plus élevé qu'elles ont su exagérer les difficultés imaginaires de ce mode d'abandon, qui devient pour les sages-femmes une industrie lucrative. »

(Rapport au conseil général sur le service des enfants trouvés du département de la Seine, 1845.)

Ce qui était vrai pour les abandons au *tour* est resté la vérité pour les délaissements à bureau ouvert ou par l'intermédiaire des commissaires de police. Dans ces deux cas, l'intervention de la sage-femme se produit, et généralement à des conditions onéreuses.

tout récemment en rappelant à ce sujet aux sages-
femmes d'anciennes circulaires émanant de **M. G.**
Delessert et dont il n'y aurait pas aujourd'hui à
changer un seul mot.

En voici quelques passages. Après l'examen des
difficultés réglementaires, ces citations seront la
meilleure transition pour rentrer étroitement dans
le sujet de ce chapitre.

« Le concours des personnes qui s'occupent
« d'accouchement peut aider puissamment l'ad-
« ministration à diminuer, d'une manière sen-
« sible, cette fraction de la population qui est sans
« liens et sans appui dans la société.

« La confiance que vous inspirez nécessairement
« aux femmes en couches que vous avez assistées,
« l'influence que doivent exercer sur ces femmes
« votre position, vos conseils désintéressés et
« souvent même la reconnaissance due à vos
« soins, sont de puissants auxiliaires que vous
« pouvez employer avec succès pour réveiller les
« sentiments de la nature et du devoir chez les
« mères qui seraient disposées à abandonner leurs
« enfants, et pour changer une résolution dont le
« plus grand nombre d'entre elles n'ont pas cal-
« culé les suites funestes. Aussi, loin d'imiter en

« cela quelques personnes qui, spéculant, dans un
« sordide intérêt, sur la honte, l'indifférence et
« le mauvais vouloir des femmes nouvellement
« accouchées, leur conseillent d'abandonner leur
« enfant et leur en facilitent les moyens..., unis-
« sez vos efforts à ceux de l'administration pour les
« déterminer à remplir leurs devoirs de mères.
« Faites-leur sentir quel tort elles font à leurs en-
« fants et de quelles jouissances elles se privent
« elles-mêmes en les abandonnant à la charité
« publique. »

Ces instructions se terminent par l'invitation de
faire savoir à toute accouchée que la misère seule
contraindrait d'abandonner son enfant, que l'administration des hospices lui donnera des secours (1).

On a vu plus haut dans quelles proportions l'administration hospitalière est entrée dans cette voie.

Les derniers documents publiés par elle men-

(1) Des secours pourront être accordés aux mères qui allaiteront
elles-mêmes leurs enfants ou continueront à en prendre soin,
qu'elles soient accouchées dans les établissements placés sous la
surveillance du conseil ou qu'elles aient fait leurs couches dans
leur domicile ou chez des sages-femmes.

Des secours pourront également être accordés aux mères qui
n'auraient pu conserver auprès d'elles leurs enfants, pour les aider
au paiement des mois de nourrice.

(Art. 17 et 18 de l'arrêté du 5 mars 1852.)

tionnent pour cet objet en 1874 une dépense de 571,379 fr., 35, qu'elle annonçait toutefois vouloir pour l'avenir, selon le vœu du conseil général, ramener à 350,000 francs.

Dans sa mission de secours pour l'enfance, l'administration des hospices ne se borne pas à assister les accouchées indigentes ; elle vient en aide aux familles pauvres, lesquelles sans cela se verraient forcées d'abandonner leurs enfants, et elle agit de même à l'égard des personnes qui, dans un but charitable, mais en présumant trop de leurs ressources, ont recueilli des orphelins qu'elles ne peuvent plus élever.

A ces secours l'administration hospitalière met une condition stipulée dans son règlement de 1860 sur l'assistance à domicile :

« Nul indigent ne peut être admis aux secours s'il n'envoie pas ses enfants à l'école ou s'il refuse de les faire vacciner. »

Parmi les établissements dépendant de l'administration générale de l'assistance publique figure la direction municipale des nourrices, dit bureau Sainte-Appolline (1), dont le fonctionnement, en

(1) Rue des Tournelles, n° 35, et précédemment rue Sainte-Appolline. Ce bureau était anciennement dans les attributions des

attendant sa suppression, qui paraît devoir être prochaine, se restreint aujourd'hui à procurer des nourrices, dont elle garantit le salaire, aux enfants des femmes qui ne pourraient, en tout ou partie, faire les frais de leur nourriture (1). Autrefois, la direction des nourrices ne bornait pas son intervention aux classes nécessiteuses : elle fournissait des nourrices à toutes les personnes qui lui en demandaient.

Cette pratique, qui devait créer à l'administration des hospices des obligations et des responsabilités onéreuses (2), a été récemment aban-

---

magistrats de police. Un arrêté du gouvernement du 19 avril 1801 l'a fait passer dans celles de l'administration hospitalière.

(1) Un prêtre, délégué par l'archevêché, visite cet établissement et pourvoit au baptême de ceux de ces enfants qui paraissent en danger de mort.

(2) Le bureau municipal des nourrices, dont la suppression est proposée, a donné lieu, en 1874, à une dépense de 798,684 fr., 65, à laquelle il a été fait face à l'aide d'une subvention municipale de.................................... 565,400 fr.
et de bons de secours fournis par l'administration hospitalière pour une somme de........ 233,284 fr., 65

TOTAL............ 798,684 fr., 65

Pendant le même exercice, ce bureau a placé 3,544 enfants par voie de secours.

(Renseignements extraits du rapport de M. Thulié au conseil municipal, avril 1876.)

donnée, ce qui a fait descendre de 5,000 environ à 1,400 le nombre des nourrices placées par l'intermédiaire du bureau de la rue des Tournelles.

En finissant cet exposé des mesures d'assistance dont l'enfance est l'objet, il convient de rappeler qu'une loi récente (23 décembre 1874) a été édictée pour la protection des enfants du premier âge et en particulier des nourrissons.

CHAPITRE III

LA CRÈCHE. — LA SALLE D'ASILE.

La crèche. — Les maisons de sevrage. — Crèches parisiennes. — Crèches de banlieue. — Les salles d'asile.

« La crèche est un établissement destiné à soi-
« gner, pendant les jours et heures de travail,
« certains enfants trop jeunes ou trop faibles pour
« suivre les exercices de la salle d'asile... C'est
« un établissement *qui se contente d'une rétribu-*
« *tion inférieure à ses dépenses* pour garder et soi-
« gner les enfants, tous les jours non fériés depuis
« l'heure où le travail commence jusqu'au mo-
« ment où il finit, afin de laisser à sa mère sa jour-
« née complète. »

J'emprunte cette définition au vénérable M. F.
Marbeau, le fondateur et l'initiateur de l'œuvre
des crèches (1).

Il n'y a aucune confusion possible entre les
crèches et les garderies et maisons de sevrage ré-

(1) *Manuel de la crèche,* par F. Marbeau. Paris, 1867.

gies par l'ordonnance de police du 9 août 1828
et où sont reçus, à titre onéreux et sans préoccupation d'assistance charitable, les enfants en sevrage. Comme on le dit plus haut, les crèches
sont des asiles pour les enfants du premier âge
dont les mères, ouvrières, demandent leurs
moyens d'existence à des travaux qui les éloignent
de leur domicile. Ces institutions sont réglées par
un décret impérial du 26 février 1862. Placées au
début sous le patronage de l'impératrice, dirigées
et développées par la société des crèches, elles
sont en partie soutenues par la bienfaisance privée. Certaines d'entre elles reçoivent, à titre d'encouragement, des subventions sur les fonds de
l'État. L'ouverture d'une crèche est soumise à une
autorisation préfectorale. Aux termes d'un arrêté
ministériel portant la même date que le décret
précité, les crèches ne peuvent être tenues que
par des femmes, et celles-ci doivent être âgées d'au
moins 21 ans ; on n'y admet que les enfants âgés de
15 jours et n'ayant pas encore 3 ans, non malades
et vaccinés ; on n'en garde aucun pendant la nuit.
La mère doit justifier qu'elle travaille pour vivre
et cela hors de son domicile ; elle s'engage à ap-
porter et à remporter son enfant qu'elle doit venir

allaiter deux fois par jour jusqu'à ce qu'il soit sevré. Dans ce dernier cas, l'enfant passe dans la salle d'asile. Une petite rétribution, toujours inférieure à la dépense, mais calculée sur les ressources de la mère, est imposée par le règlement.

Il y a 30 crèches à Paris et 6 dans les communes du département de la Seine.

Les crèches parisiennes peuvent recevoir...... 1,060 enfants.
Celles de la banlieue........................ 170 —

TOTAL............. 1,230 enfants.

LISTE DES CRÈCHES PARISIENNES.

1er ARRONDISSEMENT.		*Crèche Sainte-Madeleine*, rue Saint-Honoré, n. 247.
2e	—	*Notre-Dame de Bonne-Nouvelle*, rue Portalès, n. 5.
4e	—	*Sainte-Philomène*, rue Sainte-Croix de la Bretonnerie, n. 20.
5e	—	*Sainte-Geneviève*, rue de la Montagne Sainte-Geneviève, n. 34.
6e	—	*Bethléem* ou *Saint-Sulpice*, rue Mézières, n. 6.
7e	—	*Saint-Vincent de Paul*, rue Oudinot, n. 3.
	—	*Saint-Pierre au Gros-Caillou*, rue Cler, n. 3.
	—	*Saint-Guillaume et Saint-Thomas d'Aquin*, rue Perronnet, n. 13.
8e	—	*Saint-Louis d'Antin*, rue Saint-Lazare, n. 126.
	—	*Saint-Philippe du Roule*, rue Monceau, n. 13.
	—	*Saint-Augustin*, rue Malesherbes, n. 20
9e	—	*Notre-Dame de Lorette*, rue Rodier, n. 26.

10e Arrondissement.	*Saint-Joseph et Saint-Maur*, rue Saint-Maur, n. 185.
11e	—	*Saint-Ambroise*, rue Saint-Maur-Popincourt, n. 70 *bis*.
12e	—	*De Bercy*, passage Corbes.
	—	*Sainte-Marie des Quinze-Vingts*, rue Traversière, n. 41.
	—	*Saint-Antoine*, rue de Reuilly, n. 119.
13e	—	*Saint-Marcel*, rue Vandrezannes, n. 32.
14e	—	*Sainte-Élisabeth*, rue des Croisades, n. 10.
	—	*Sainte-Rosalie*, rue de la Glacière, n. 52.
15e	—	*Sainte-Marguerite*, rue Saint-Charles, n. 60.
16e	—	*Saint-Honoré*, avenue d'Eylau, n. 105.
	—	*Sainte-Enfance ou de l'Annonciation*, rue Raynouard, n. 60.
17e	—	*Saint-Joseph des Ternes*, rue Bayen, n. 19.
18e	—	*Sainte-Henriette de Clignancourt*, rue Letort, n. 19.
	—	*Saint-Denis et Saint-Bernard*, rue Cavé, n. 1.
19e	—	*Sainte-Eugénie*, rue de Crimée, n. 144.
	—	*Du bureau de bienfaisance*, rue de Meaux, n. 36 *bis*.
20e	—	*Saint-Jean-Baptiste*, rue de la Mare, n. 24.
	—	*Saint-Germain de Charonne*, rue de Bagnolet, n. 63.

CRÈCHES ÉTABLIES DANS LES COMMUNES DU DÉPARTEMENT DE LA SEINE.

Notre-Dame de Boulogne-sur-Seine, à Boulogne, rue de la Paix, n. 5.

De Choisy-le-Roi, à Choisy, rue du Pont, n. 3.

Saint-Vincent de Paul, à Clichy-la-Garenne, rue Marthe, n. 68.

Saint-Benoît, à Colombes, rue Bonnis, n. 7.

Saint-Justin, à Levallois-Perret, rue Rivay, n. 63 *bis*.

Sainte-Amélie, à Neuilly, rue des Poissonniers, n. 24.

La salle d'asile continue l'œuvre de la crèche, dont elle est parfois une annexe. Son créateur et propagateur, M. Cochin, l'a désignée par ces mots : « Salle d'*hospitalité* et d'*éducation* en faveur des enfants de deux à sept ans. » On peut lui appliquer ce que disait de la crèche M. Marbeau, le fondateur de cette excellente institution : « Elle dégage les bras de la mère et lui donne la liberté de son temps. »

Les salles d'asile reçoivent gratuitement tous les enfants dont les parents sont reconnus hors d'état de payer la rétribution mensuelle.

L'enseignement qui y est donné a lieu par de courtes leçons suivies de jeux et d'exercices corporels. Il comprend le début de l'instruction primaire et religieuse, des notions usuelles, de petits ouvrages manuels et des chants religieux.

Il y a des salles d'asile publiques qui sont fondées et entretenues par les communes, le département ou l'État et des salles d'asile libres, lesquelles sont créées et soutenues par des particuliers.

Tous les enfants présentés par leurs parents sont reçus provisoirement dans les asiles publics. L'autorité municipale décide ultérieurement si l'admission sera gratuite ou à titre onéreux.

Chaque salle d'asile publique est munie d'un tronc destiné à recevoir les dons des personnes charitables.

On compte à Paris 136 salles d'asile, dont 114 publiques ou communales, et 22 libres ou privées (1). 89 de ces asiles sont tenus par des laïques, et 47 par des congréganistes. Ils peuvent recevoir ensemble 26,413 enfants.

Le nombre des salles d'asile de la banlieue s'élève à 84, dont 68 publiques ou communales, 16 libres ou privées et une mixte.

44 sont tenues par des laïques, 39 par des congréganistes, une a le caractère mixte. Leur contenance est de 11,260 enfants, ce qui, ajouté au chiffre de même nature applicable aux salles d'asile de Paris, donne un total de 37,673.

Les salles d'asile de Paris se répartissent, ainsi qu'il suit, par arrondissement :

(1) Le nombre des salles d'asile est variable, leurs déplacements sont assez fréquents. C'est ce qui explique comment ce chiffre de 136, qui résulte d'un dénombrement fait en mars 1876, diffère de ceux donnés par divers documents officiels : rapport de M. Gréard, 140 ; rapport de M. Harant, conseiller municipal, 109.

En 1859, il n'y avait que 42 salles d'asile. 6 salles d'asile nouvelles sont en voie de construction. L'établissement de trois autres est décidé. Ces mesures augmenteront de 1,220 le nombre des places de salles d'asile.

Arron- dissements.	Asiles	Tenus par des	Pouvant recevoir
Ier Rue Jean-Lautier, 15........	Communal	Laïques	180 enf.
— de la Sourdière, 27...	—	Congréganistes	115
— St-Honoré, 247........	—	—	60
IIe Cour des Miracles, 4......	—	Laïques	250
IIIe Rue Barbette, 7..........	—	—	260
— Volta, 14...........	—	—	122
IVe Rue Geoffroy-Lasnier, 23...	—	—	180
— du Renard, 21........	—	—	150
— de l'Homme armé, 6..	—	—	168
Place des Vosges, 12......	—	—	120
Passage St-Pierre et Saint-Paul, 8.................	—	—	200
Rue des hospitalières Saint-Gervais, 10............	—	—	170
Quai d'Anjou, 33.........	—	—	110
Impasse Guéménée, 10.....	—	—	80
Ve Rue Victor-Cousin, 12.....	—	—	110
— Buffon, 11...........	—	—	300
— Berthollet, 41........	—	—	250
— de Pontoise, 21.......	—	—	300
— de l'Arbalète, 41.....	—	—	250
— des Ursulines, 10.....	—	—	110
— Boutebrie, 1..........	—	Congréganistes	100
— Monge, 88...........	—	—	400
— du Battoir, 9.........	Privé	Laïques	20
— Tournefort, 19........	—	—	110
Passage des Vignes, 5.....	—	Congréganistes	150
VIe Rue St-Benoît, 16.........	Communal	Laïques	100
— de Vaugirard, 85...	—	—	150
— de Madame, 40.......	—	—	110
— du Pont-de-Lodi, 2....	—	—	100
— —	Privé	—	40
VIIe Rue de Varennes, 39......	Communal	—	70
— Vanneau, 48.........	—	—	200
— Cler, 4..............	—	—	200
— Eblé, 14............	—	—	140
VIIIe Rue de Ponthieu, 47.......	—	—	200
— Malesherbes, 22.......	—	Congréganistes	200
— des Écuries-d'Artois, 41.	—	Laïques	200
— St-Lazare, 126........	Privé	Congréganistes	120
— de Montceau, 15......	—	—	120
— Roquépine, 4.........	—	Laïques	60
IXe Rue Neuve-Coquenard, 32 *ter.*	Communal	—	150
— Clauzel, 12..........	—	Congréganistes	120
— Chaptal, 22..........	Privé	—	150

Arron-dissements.		Asiles	Tenus par des	Pouvant recevoir
V^e	Rue Grange-aux-Belles, 36.	Communal	Laïques	140 enf.
	— des Vinaigriers, 1....	—	—	120
	— des Récollets, 25......	—	—	148
	— des Petits-Hôtels, 13..	—	—	300
	— de la Chopinette, 21..	—	—	150
	Avenue Parmentier, 19....	—	Congréganistes	220
	Rue de Belsunce, 3........	—	—	360
	— d'Alsace, 35..........	Privé	Laïques	75
VIe	Rue d'Angoulême, 54......	Communal	Congréganistes	132
	— Oberkampf, 113.......	—	—	200
	Cité Voltaire, 2...........	—	Laïques	434
	Rue Bréguet, 5...........	—	—	200
	— Keller, 8............	—	—	200
	— de Charonne, 99......	Privé	—	150
	Avenue Lacuée, 5........	—	—	80
	Rue Oberkampf, 115.....	Communal	—	70
	— St-Bernard, 33.......	—	Congréganistes	300
	— St-Maur, 135........	—	—	250
	— Servan, 50..........	—	—	300
	Avenue Parmentier, 13.....	—	—	200
VIIe	Rue Traversière, 37......	—	Laïques	220
	— de Reuilly, 17........	—	—	220
	Place de la Nativité, 7.....	—	—	250
	Rue de Reuilly, 77........	—	Congréganistes	308
	— Ruty, 5.............	—	—	300
	Passage Corbes...........	Privé	—	100
XIIIe	Rue Baudricourt, 57.......	Communal	Laïques	200
	— Jenner, 42...........	—	—	365
	— Lourcine, 110........	—	—	110
	Avenue d'Italie, 76......	—	—	150
	Place Jeanne-d'Arc, 32.....	—	Congréganistes	300
	Rue St-François de Sales, 9..	—	Laïques	120
	— Vandrezanne, 36......	—	Congréganistes	350
	Route d'Italie, 22........	—	Laïques	100
XIVe	Rue Delambre, 21.........	Communal	Laïques	200
	— Leclerc, 6............	—	—	120
	— d'Alésia.............	—	—	130
	— des Croisades, 1......	—	Congréganistes	400
	— de la Tombe-Issoire, 81.	—	—	300
	Place de Montrouge.......	—	—	350
XVe	Rue Dombasle, 28........	—	Laïques	240
	— Quinault, 8..........	—	—	120
	— Lacordaire, 5........	—	—	200
	— St-Charles, 60.......	—	—	230
	— Violet, 36...........	—	Congréganistes	300
	— de Vaugirard, 149....	—	—	250
	Place de Vaugirard, ...	—	—	220
	Rue Lecourbe, 222........	Privé	—	250

Arron-dissements.		Asiles	Tenus par des	Pouvant recevoir
XVIe	Rue Boileau, 88............	Communal	Laïques	120 enf.
	— Boissière, 56.........	—	—	200
	— de Passy, 29.........	—	—	225
	— Lauriston, 34.........	Privé	—	100
	— de Ranelagh. 64......	Communal	Congréganistes	270
	— de Longchamps, 120..	—	—	190
XVIIe	Rue de la Condamine, 89..	—	Laïques	350
	— Ampère, 18..........	—	—	150
	— Boursault, 8..........	—	—	90
	— Balagny, 32..........	—	—	220
	— Laugier, 16,..........	—	—	220
	— Clairaut, 13..........	—	—	120
	— de la Félicité, 27.....	Privé	—	20
	— Brochant, 28..........	Communal	Congréganistes	350
	— Salneuve, 21 *bis*......	—	—	80
	Boulevard Pereire, 221.....	—	—	300
XVIIIe	Rue Doudeauville, 7.......	—	Laïques	180
	— Clignancourt, 61......	—	—	160
	— Championnet, ...	—	—	250
	Place des Abbesses, 14.....	—	—	250
	Rue Torcy, 7.............	—	— -	250
	— Torcy, 21.............	—	—	150
	— St-Mathieu, 51........	—	Congréganistes	200
	— du Mont-Cenis, 77.....	—	—	350
	— des Poissonniers, 43..	—	Laïques	150
	— Burq, 5.............	Privé	Congréganistes	80
	— Marie-Antoinette, 9....	—	—	250
XIXe	Rue Puebla, 457..........	Communal	Laïques	224
	— Joinard, ...	—	Congréganistes	350
	— d'Allemagne, 87......	—	—	1,100
	— de Louvain, 7........	—	—	70
	— Barbanègre, 3........	—	Laïques	125
	— de Crimée, 146.......	—	Congréganistes	400
	— de Flandres, 105.....	Privé	Laïques	80
	— de Crimée, 93........	—	—	30
XXe	Rue Richer (Belleville), 1..	Communal	Laïques	286
	— de la Mare, 93........	—	—	145
	— de Tourtille, 14.......	—	—	261
	— de la Mare, 109......	—	—	120
	— des Maraîchers, 31....	—	—	150
	— Vitruve, 1............	—	Congréganistes	80
	— du Télégraphe, 18....	—	—	150
	— Ménilmontant, 24.....	Privé	—	160
	— Levert, 34............	—	Laïques	40
	— Ménilmontant, 119....	—	Congréganistes	240

4

SALLES D'ASILE

DES COMMUNES DU DÉPARTEMENT DE LA SEINE.

COMMUNES	Asiles	Tenus par des	Pouvant recevoir
Antony, rue de la Mairie........	Communal	Laïques	83 enf.
Arcueil-Cachan, rue Bonzac, 5...	—	—	75
— rue Colmet.............	.	—	80
Asnières, rue des Écoles........	—	—	150
Aubervilliers, rue des Cités, 2...	.	—	130
— rue du Moutier à la Mairie...	—	—	180
Bagneux, à la Mairie..........	.	Congréganistes	70
Bagnolet, rue de Montreuil, 13...	—	—	150
Bondy, rue St-Denis...........	—	Laïques	60
Bonneuil, aux Écoles communales.	—	—	18
Bonneuil, à l'Institution Margot..	Privé	Congréganistes	16
Boulogne, rue du Pont-de-Sèvres, n. 183..................	Communal	—	300
Boulogne, rue Fessart, 32......	—	—	337
Bourg-la-Reine, place Montebello.	Privé	—	50
Bry-sur-Marne................	Communal	—	45
Champigny...................	—	—	104
Charenton...................	—	Laïques	350
Chatenay, rue des Vallées......	—	Congréganistes	40
Châtillon, rue des Fontaines.....	—	—	80
Choisy-le-Roi	Privé	—	200
Clamart, place de la Mairie.....	Communal	Laïques	150
Clichy, rue de la Providence, 17..	Privé	—	150
— rue Dagobert, 1er.........	Communal	—	300
Colombes, rue de Verdun........	—	Congréganistes	85
Garenne de Colombes, rue de l'Église............	Privé	—	40
— rue Boin, 7.............	Communal	—	12
Courbevoie..................	—	—	230
Créteil, rue des Moulins, 17.....	—	—	100
Drancy, Grand'Rue............	Privé	—	50
Dugny, rue Étienne-Blanc, 6....	—	—	50
Fontenay-aux-Roses, rue des Écoles...................	Communal	—	100
Fontenay-sous-Bois, boulevard des Écoles................	—	Laïques	100
Fresnes....................	Privé	Congréganistes	60
Gennevilliers, rue Aguado.......	Communal	—	100
Gentilly, rue du Kremlin,.......	—	Laïques	85
— rue Dufaut.............	—	—	165
Gravelle, grand'rue de St-Maurice, 149................	—	—	50
Issy, place de la Mairie........	—	Congréganistes	250
Ivry, à la Gare, rue de l'Est.....		Laïques	250
— rue de Paris, 110........		Congréganistes	200
— au Petit-Ivry............	Privé	Laïques	120

COMMUNES	Asiles	Tenus par des	Pouvant recevoir
Joinville-le-Pont..............	Communal	Laïques	90
Le Bourget, rue de Flandres, 55.	Privé	Congréganistes	60
Levallois-Perret, rue de Courcelles, 110................	Communal	Laïques	200
Lhaÿ......................	Privé	Congréganistes	50
Les Lilas, rue de la Nouvelle-Commune....................	Communal	Laïques	300
Maisons-Alfort, aux Écoles communales....................	—	Congréganistes	150
Montreuil, rue des Écoles.......	—	Laïques	220
— rue aux Ours............	—	—	220
Montrouge, avenue de l'Église, 32.	—	Congréganistes	250
Nanterre, rue de la Mairie, 7....	—	Laïques	150
Neuilly, rue des Poissonniers, 11.	—	Congréganistes	300
Nogent......................	—	Laïques	200
—	—	Congréganistes	200
Noisy-le-Sec, rue Béthisy, 3.....	—	Laïques	150
Orly.......................	Privé	Congréganistes	70
Pantin, rue de Paris, 83........	—	—	40
— rue Magenta, 1 *bis*.......	Communal	Laïques	190
— rue de Paris, 123........	—	—	220
Petit-Bry....................	—	—	
Pré-St-Gervais, Gand'Rue, 62...	—	—	190
Puteaux, rue de Paris, 128......	—	—	200
Romainville, rue de l'Abbé-Houel. 3...............	-	Congréganistes	100
Rosny, rue Delaitre, 2.........	—	—	100
St-Denis, rue de la Fromagerie..	—	Laïques	225
— Avenue de Paris.........	—	—	140
St-Mandé, chaussée de l'Étang, 12.	—	—	200
St-Maur....................	Privé	Congréganistes	80
—	Communal	Laïques	100
—	—	—	100
St-Maurice, rue St-Maurice, 49..	—	Congréganistes	60
St-Ouen, rue St-Denis, 30.......	—	—	240
— Chemin des Épinettes......	—	Laïques	100
Sceaux, rue du Petit-Chemin.....	—	Congréganistes	110
Suresnes, rue du Moutier, 17.....	—	Laïques	150
Thiais......................	Mixte	Congréganistes	100
Vanves, section de Malakoff.....	Communal	Laïques	120
— rue de la Mairie.........	—	—	150
Villejuif, place de la Mairie.....	—	—	40
Villemomble n'a pas de salle d'asile, mais ses deux écoles reçoivent des enfants à partir de l'âge de 3 ans.			
Vincennes, impasse Regnard, 23.	Communal	Laïques et Congréganistes	40
— rue de Fontenay, 208......	Privé	Laïques	40
— rue du Terrier..........	Communal	—	250
Vitry, rue Audigeois, 48........	—	—	200

Dans beaucoup de communes du département de la Seine, on s'occupe de la création de nouvelles salles d'asile. 13 sont en voie de construction.

CHAPITRE IV

L'ÉCOLE

L'école. — Les maisons de secours. — Les congrégations religieuses et charitables. — Les écoles primaires. — Le collége
Chaptal. — Les écoles Turgot, Colbert et Lavoisier. — L'école
d'Auteuil. — Statistique de l'enseignement primaire. — Les
écoles gratuites de Paris et de la banlieue. — L'école préparatoire à l'apprentissage. — La Providence Sainte-Marie. —
Comment se fonde une école du soir. — La caisse des écoles.
— Les classes d'adultes. — Les associations polytechnique et
philotechnique. — Les enfants sourds-muets. — Les jeunes
aveugles.

L'enfant pauvre a grandi ; il a traversé la crèche et la salle d'asile ; l'heure de l'école est venue.

Nous ne sommes plus au temps, relativement
peu éloigné, où une décision du ministre de l'intérieur (28 octobre 1815) prescrivait que des maîtres
et maîtresses d'école « seraient attachés à chacun
« des bureaux de bienfaisance. »

A cette époque, 21 écoles (19 de filles et 2 de
garçons) étaient établies dans les maisons de secours de Paris. Indépendamment de ces écoles, il
y en avait 50, dites de Charité, qui renfermaient

6,807 enfants, savoir : 3,281 garçons et 3,526 filles.
Dans quelques-unes de ces maisons, les filles ap-
prenaient la couture. Toutes ces écoles, subven-
tionnées en partie par la charité privée, dépen-
daient des bureaux de bienfaisance qui, faute de
places, envoyaient, à leurs frais (vingt-cinq sous
par mois), environ 1,500 enfants dans des institutions particulières.

Comme on va le voir, les écoles gratuites sont
maintenant nombreuses et leurs portes grandes
ouvertes après quelques formalités d'un accomplissement facile : elles sont, en outre, absolument
distinctes des établissements de bienfaisance proprement dits, mais elles n'en constituent pas
moins de véritables œuvres d'assistance. Il n'est
que juste de ne pas oublier d'ailleurs que, pendant
des siècles, c'est presque exclusivement aux congrégations religieuses et charitables, dont plusieurs se dévouent encore à cette mission, que les
pauvres ont reçu gratuitement le bienfait de l'instruction (1).

(1) On compte encore aujourd'hui un grand nombre de congrégations enseignantes ayant à Paris des écoles gratuites ou des
institutions payantes. Parmi les congrégations d'hommes, on cite
les frères des Écoles chrétiennes, les prêtres de Notre-Dame de
Sainte-Croix du Mans, les frères prêcheurs Dominicains, les Ma-

Paris renferme 273 écoles gratuites se divisant ainsi :

$$\text{Écoles laïques} \dots\dots\dots \left. \begin{cases} \text{Garçons} \dots \ 81 \\ \text{Filles} \dots \ 81 \end{cases} \right\} 162$$
$$\text{Écoles congréganistes} \dots \left. \begin{cases} \text{Garçons} \dots \ 54 \\ \text{Filles} \dots \ 57 \end{cases} \right\} 111$$
$$\left. \begin{array}{} \\ \\ \\ \\ \end{array} \right\} 273 \ (1).$$

Elles se répartissent par arrondissement de la manière suivante :

rianistes et les Maristes. Les congrégations de femmes sont celles des sœurs de Saint-Vincent de Paul et des Écoles chrétiennes, des dames de l'Assomption, des dames anglaises Augustines, des sœurs Augustines de Sainte-Marie, des Bénédictines, des sœurs de la charité de Nevers, des sœurs de Saint-Charles, des dames de Sainte-Clotilde, des Dominicaines de la Croix, des sœurs de la Sainte-Famille, des Franciscaines de Sainte-Élisabeth, des sœurs de Saint-Louis, des dames de Saint-Maur, de Notre-Dame (des Oiseaux), des sœurs de Saint-Paul, des sœurs de Saint-Thomas de Villeneuve, des sœurs du Sacré-Cœur de Jésus, des sœurs de la Sagesse, des religieuses du Saint-Sacrement, des Ursulines de Troyes, des dames de la Visitation, etc.

(1) En 1859, ce nombre n'était que de 135. L'annexion l'augmenta de 51 écoles. Un rapport présenté au conseil municipal de Paris, le 8 décembre 1875, par M. Thorel, donne les chiffres suivants :

$$\text{Écoles laïques} \dots\dots\dots \left. \begin{cases} \text{Garçons} \dots\dots \ 81 \\ \text{Filles} \dots\dots \ 80 \end{cases} \right\} 161$$
$$\text{Écoles congréganistes} \dots \left. \begin{cases} \text{Garçons} \dots\dots \ 54 \\ \text{Filles} \dots\dots \ 58 \end{cases} \right\} 112$$
$$\left. \begin{array}{} \\ \\ \\ \\ \end{array} \right\} 273.$$

Il indique comme nombre d'élèves recevant l'enseignement à cette date : 90,865.

La construction de 8 écoles gratuites nouvelles pour garçons et

ARRONDISSEMENTS	LAIQUES		CONGRÉGANISTES		TOTAUX
	garçons.	filles.	garçons.	filles.	
Ier	2	2	2	3	9
IIe	1	1	2	2	6
IIIe	3	4	3	1	11
IVe	7	8	3	4	22
Ve	3	4	7	7	21
VIe	5	3	2	2	12
VIIe	2	3	1	3	9
VIIIe	4	4	2	3	13
IXe	3	3	1	»	7
Xe	3	3	4	3	13
XIe	4	7	4	4	19
XIIe	4	4	2	4	14
XIIIe	6	6	3	3	18
XIVe	4	3	2	3	12
XVe	4	4	3	3	14
XVIe	1	1	3	4	9
XVIIe	5	5	3	3	16
XVIIIe	9	8	3	2	22
XIXe	4	4	1	1	10
XXe	7	4	3	2	16
Totaux...	81	81	54	57	273

L'admission des enfants dans les écoles communales s'obtient par la production de l'acte de
naissance de l'enfant, d'un certificat de vaccin et
la justification du domicile de ses parents sur le
territoire de l'arrondissement.

Il faut, pour être admis dans les écoles pri-

filles et représentant 4,359 places est sur le point d'être terminée.
Celle de 3 autres (2,392 places) a été votée par le conseil municipal.

maires, être âgé de 6 à 13 ans. L'enseignement y est partagé en trois cours : cours élémentaire, cours moyen, cours supérieur. Il comprend l'instruction morale et religieuse, la lecture, l'écriture, les éléments de la langue française, le calcul et le système légal des poids et mesures, l'arithmétique appliquée aux opérations pratiques, les éléments de l'histoire et de géographie et, dans les écoles de filles, les travaux à l'aiguille. Ces dernières peuvent suivre des cours spéciaux de coupe et d'assemblage. Dans plusieurs écoles communales on reçoit des leçons de dessin linéaire, de chant et de gymnastique (1) ; dans toutes, l'autorité municipale a créé des bibliothèques à l'usage des enfants.

Les élèves des écoles concourent pour l'obtention de bourses procurant gratuitement l'admission dans les établissements d'enseignement primaire supérieur ci-après désignés :

Le collége Chaptal (rue Blanche, n. 29) ;

Les écoles : Turgot (rue Turbigo, n. 69) ;

Colbert (rue Château-Landon, n. 27) ;

Lavoisier (rue d'Enfer, n. 19) ;

(1) 21,000 garçons prennent des leçons de gymnastique.

Et dans l'École normale pour les instituteurs fondée à Auteuil en 1872 (rue d'Auteuil, n. 11 *bis*).

Des bourses sont également accordées pour une école d'architecture située boulevard Montparnasse et qui est une institution privée.

Le nombre des bourses pour les établissements d'enseignement primaire supérieur et pour l'école normale d'Auteuil est annuellement de 80, savoir :

10	pour le collége	Chaptal.
20	pour l'école	Turgot.
20	—	Colbert.
20	—	Lavoisier.
10	—	d'Auteuil.
80		

Dans son remarquable et intéressant rapport sur l'instruction primaire à Paris et dans les communes du département de la Seine au 1er mai 1875, M. Gréard, directeur de l'enseignement, après avoir rappelé que Paris, d'après le recensement de 1873, renfermerait 292,024 enfants, dont 105,331 de 2 à 6 ans et 185,693 de 6 à 4 ans, établit que 114,369 de ces enfants sont placés dans les salles d'asile et les écoles primaires publiques et que, la part faite à l'enseignement dans les salles d'asile et écoles libres, dans les lycées, col-

léges, écoles spéciales et dans la famille, il resterait 32,843 enfants en dehors de tous les cadres
d'instruction.

Un point important, que constate M. le directeur de l'enseignement primaire, c'est qu'en op-
posant le nombre des enfants inscrits pour les
écoles publiques. 90,865
au chiffre des places disponibles. 90,245

on n'arrive qu'à un déficit de. . .   620 places.

Quant au nombre de 32,843 enfants qui, selon
la statistique, demeureraient en dehors de tout
enseignement, nombre qui pour les enfants ad-
missibles dans les écoles publiques, c'est-à-dire
âgés de 6 à 14 ans, se réduit à 19,611, il convient
de remarquer que le plus grand nombre des enfants de cette catégorie ont reçu ou reçoivent, dans
une certaine mesure, de leurs parents ou chez
leurs parents, des notions d'instruction appro-
priées à leur âge. Ceux que la coupable incurie
de leurs familles abandonne à eux-mêmes fournis-
sent la majeure partie de ces jeunes vagabonds,
au nombre de 2,000 environ, qui sont annuellement arrêtés dans le ressort de la Préfecture
de police pour vagabondage, mendicité et vol.

D'après le rapport de M. Gréard, la population des écoles gratuites de Paris serait de 91,540 enfants; mais, en tenant compte de mutations à faire entre les salles d'asile et les écoles, elle se réduirait à 90,245. Ce chiffre se répartit, ainsi qu'il suit, par arrondissement :

TABLEAUX.

NATURE DES ÉCOLES.	SITUATION DES ÉCOLES.	Garçons.	Filles.

1er Arrondissement.

Nombre des places d'écoles : 2,693.

	Rue Jean-Lantier, 13................	1	1
Laïques........	— Molière, 22....................	»	1
	— Saint-Honoré, 336.............	1	»
	— des Prêtres St-Germain-l'Auxer-		
	rois, 6....................	1	»
Congréganistes .	— de l'Arbre-Sec, 17............	»	1
	— d'Argenteuil, 37..............	1	»
	— de la Sourdière, 27.	»	1
	Passage Saint-Roch, 33.............	»	1

2e Arrondissement.

Nombre des places d'écoles : 1,807.

	Rue du Sentier, 21................	1	»
Laïques........	Cour des Miracles, 2 et 4...........	»	1
	Rue de la Jussienne, 16............	1	1
Congréganistes..	Cour des Miracles, 4...............	1	»
	Rue de la Lune, 12................	»	1

3e Arrondissement.

Nombre des places d'écoles : 3,557.

	Rue Volta et rue Aumaire, 4..........	1	1
	— de Picardie, 5.................	1	»
	— des 4 fils, 10.................	1	»
Laïques........	— Vieille-du-Temple, 108...........	»	1
	— de Sévigné, 48.....	»	1
	— Montmorency, 16..............	»	1
	— Montgolfier, 1.................	1	»
Congréganistes..	— du Vertbois, 42..........	»	1
	— de Béarn (Minimes), 3...........	1	»
	— Neuve-Bourg-l'Abbé, 3...	1	»

4e Arrondissement.

Nombre des places d'écoles : 5,991

	Rue du Renard, 7.................	1	1
	— de l'Homme-Armé, 10...........	1	1
	— des Billettes, 18 (confess. d'Augs-		
Laïques........	bourg).....................	1	1
	— des Hospitalières, 6-10 (israélites).	1	1
	— du Grenier-sur-l'Eau, 2..........	1	1
	— des Tournelles, 21 (israélites)....	1	

NATURE DES ÉCOLES.	SITUATION DES ÉCOLES.	Garçons.	Filles.
	4e Arrondissement (*suite*).		
	Nombre des places d'écoles : 5,991.		
Laïques.......	Impasse Guéménée.................	1	1
	Quai d'Anjou, 35.................	»	1
Congréganistes..	Rue des Blancs-Manteaux, 21........	1	»
	— Sainte-Croix de la Bretonnerie, 2.	»	1
	— du Fauconnier, 9...............	»	1
	— du Cloître-Saint-Merry. 10.......	»	1
	Passage Saint-Pierre, 8.............	1	»
	Rue Chanoinesse, 8.............	1	»
	— Poulletier, 7..................	»	1
	5e Arrondissement.		
	Nombre des places d'écoles : 6,219.		
Laïques.......	Rue de Pontoise, 21.................	1	1
	— de Buffon, 11.................	»	1
	— Tournefort, 33.................	1	»
	— Berthollet, 1..................	»	1
	— Cujas, 23....................	1	1
Congréganistes..	— de Poissy, 21.................	1	»
	— Rollin, 32..................	1	»
	— des Boulangers, 19.............	»	1
	— des Bernardins, 19.............	»	1
	Boulevard Saint-Marcel, 20.........	1	»
	Rue de l'Épée-de-Bois, 5...........	»	1
	— Saint-Jacques, 277.............	1	»
	— — 250.............	»	1
	— Lhomond, 59.................	»	1
	— de l'Arbalète.................	1	»
	— Saint-Jacques, 30....	1	»
	— des Fossés-Saint-Jacques, 11.....	1	1
	— Thouin, 11.................	»	1
	— Boutebrie, 1..................	»	1
	6e Arrondissement.		
	Nombre des places d'écoles : 2,916.		
Laïques.......	Rue Saint-André des Arts, 39........	»	1
	— du Pont-de-Lodi...............	1	»
	— de Vaugirard, 9...............	1	»
	— du Vieux-Colombier, 29........	1	»
	— de Vaugirard, 85.............	1	1
	— Madame, 16..................	»	1
	— de l'Abbaye, 8................	1	»
Congréganistes..	— d'Assas, 68..................	1	»
	— de Vaugirard. 82..............	»	1
	— Saint-Benoît, 10-12............	1	1

NATURE DES ÉCOLES.	SITUATION DES ÉCOLES.	Garçons.	Filles.

7ᵉ Arrondissement.

Nombre des places d'écoles : 2,457.

Laïques.......	Rue Chomel, 5......................	1	1
	— Éblé, 14.....................	»	1
	Avenue de la Motte-Piquet, 10........	1	1
Congréganist. (1)	Rue Perronet......................	»	1
	— Las-Cases, 27..................	»	1
	— Vanneau, 76...................	1	»
	— Saint-Dominique, 187............	»	1

8ᵉ Arrondissement.

Nombre des places d'écoles : 2,657.

Laïques.......	Rue du Faubourg-Saint-Honoré, 154...	1	1
	— des Ecuries-d'Artois, 39 (église réformée)...................	1	1
	— d'Astorg, 9 (église réformée).....	»	1
	— de la Bienfaisance, 14...........	1	1
Congréganistes..	— de Montceaux, 15..............	»	1
	— de Suresnes, 18..............	»	1
	— Malesherbes, 22-24............	1	1
	— de Florence, 7................	1	»

9ᵉ Arrondissement.

Nombre des places d'écoles : 1,959.

Laïques.......	Rue Clausel, 10-12.	»	1
	— de Bruxelles, 32...............	1	»
	— de la Victoire, 16...............	1	1
	Impasse de l'Ecole, 9...............	1	»
	Rue Milton, 19...................	»	1
Congréganiste...	— des Martyrs, 63.	1	»

10ᵉ Arrondissement.

Nombre des places d'écoles : 5,352.

Laïques........	Rue de Chabrol, 41................	1	1
	— de Marseille, 17...............	1	1
	— de la Chopinette, 19............	1	1
Congréganistes..	— des Petits-Hôtels, 21............	1	»
	— du Faubourg-Saint-Martin, 159...	1	»
	— de Belusuce, 5.................	»	1
	— des Récollets, 23..............	1	»
	— Parmentier, 179...............	»	1
	— du Terrage, 16.	»	1
	—Claude-Vellefaux, 35............	1	»

(1) Le pensionnat des sœurs de Saint-André, rue de Sèvres, 90, reçoit gratuitement comme élèves des petites filles indigentes.

NATURE DES ÉCOLES.	SITUATION DES ÉCOLES.	Garçons.	Filles.
	11ᵉ Arrondissement.		
	Nombre des places d'écoles : 8,391.		
Laïques........	Rue Morand, 3.	1	»
	— Amelot, 124....................	»	1
	— Oberkampf, 113...............	»	1
	— Keller, 8.....................	1	1
	— Bréguet, 15...................	1	1
	— de la Roquette, 2 (confess. d'Augsbourg)	1	»
	— des Taillandiers, 25 (confession d'Augsbourg)...............	»	1
	— de Popincourt, 9............	»	1
	Cité Voltaire, 2...	»	1
Congréganistes..	Rue d'Angoulême, 54................	1	»
	— de l'Orillon-Prolongée........	»	1
	— Servan 48-50..................	1	1
	Avenue de la Roquette, 25....... ...	1	»
	— Parmentier, 13..........	»	1
	Rue Saint-Bernard, 20.............	1	»
	— — 33............	«	1
	12ᵉ Arrondissement (1).		
	Nombre des places d'écoles : 5,620.		
Laïques........	Rue du Rendez-Vous, 53.............	1	»
	— de Reuilly, 17.................	»	1
	— — 74 (Église réformée)..	1	1
	Place de la Nativité, 5............	1	1
	Rue d'Aligre, 5...................	1	1
Congréganistes..	Rue Ruty, 5	»	1
	— de Charenton, 315.............	1	»
	— de Reuilly, 39	1	»
	— — 77................	»	1
	Passage Corbes, 43................	»	1
	— Rue de Cîteaux, 26.............	»	1
	13ᵉ Arrondissement.		
	Nombre des places d'écoles : 6,236.		
Laïques........	Rue Jenner, 48....................	1	1
	Place Jeanne-d'Arc, 3..	1	1

(1) Il existe rue de Reuilly, 80, une école libre gratuite pour les filles. Elle a pour nom la maison de la Sainte-Enfance, et elle est tenue par les sœurs de l'Immaculée-Conception.

NATURE DES ÉCOLES.	SITUATION DES ÉCOLES.	Garçons.	Filles.
	13ᵉ Arrondissement (*suite*).		
	Nombre des places d'écoles : 6,256.		
Laïques........	Rue Baudricourt, 57................	1	1
	Avenue d'Italie, 76................	1	1
	Rue Saint-François de Sales, 8......	1	1
	— Saint-Hippolyte, 27............	1	»
	— de Lourcine, 140..............	»	1
Congréganistes..	Boulevard de l'Hôpital, 165..........	1	1
	Place Jeanne-d'Arc, 14.............	1	»
	— — 32...............	»	1
	Rue du Moulin des-Prés, 12..........	1	»
	— Vendrezanne, 38..............	»	1
	14ᵉ Arrondissement.		
	Nombre des places d'écoles : 4,729.		
Laïques........	Rue Delambre, 14..................	»	1
	Boulevard Arago, 99...............	1	1
	Boulevard Montparnasse, 80.........	1	»
	Rue des Trois-Sœurs, 1............	1	»
	— d'Alésia.....................	1	1
Congréganistes..	— de la Tombe-Issoire, 81..........	1	1
	— Boulard, 36....................	1	»
	Place de Montrouge................	»	1
	Rue des Croisades, 1..............	»	1
	15ᵉ Arrondissement.		
	Nombre des places d'écoles : 4,866.		
Laïques........	Rue Dombasle, 28..................	1	1
	— Quinault, 1 (confession d'Augsbourg)..................	1	1
	— Ginoux.....................	1	1
	— Sainte-Marie, 5...............	1	1
Congréganistes..	Place de la Mairie.................	1	1
	Rue de Vaugirard.................	1	1
	— Violet, 44....................	»	1
	— — 73....................	1	»
	16ᵉ Arrondissement.		
	Nombre des places d'écoles : 2,287.		
Laïques........	Rue de Passy, 29..................	1	1
Congréganistes..	— Jouvenet, 27...................	»	1

NATURE DES ÉCOLES.	SITUATION DES ÉCOLES.	Garçons.	Filles.

16ᵉ Arrondissement (*suite*).

Nombre des places d'écoles : 2,287.

NATURE DES ÉCOLES.	SITUATION DES ÉCOLES.	Garçons.	Filles.
Congréganistes..	— du Ranelagh, 70..............	1	1
	— Decamps, 4.	1	»
	— de Longchamps, 120...........	»	1
	— Hamelin....................	1	»
	— Boissière, 54.................	»	1

17ᵉ Arrondissement.

Nombre des places d'écoles : 5,130.

NATURE DES ÉCOLES.	SITUATION DES ÉCOLES.	Garçons.	Filles.
Laïques........	Rue Laugier, 16................	1	1
	— Cardinet et boulevard Malesherbes 144....................	»	1
	— des Batignolles, 20...........	1	1
	— Balagny, 30.................	1	1
	— du Port-Saint-Ouen, 49.......	1	1
	— Lecomte, 6 (église reformée)....	1	1
Congréganistes..	— d'Armaillé, 33...............	1	»
	Boulevard Pereire, 221..........	»	1
	— Rue Lemercier, 105......	1	»
	— Legendre, 49................	1	»
	— Saïneuve, 49..................	»	1
	— Brochant, 28................	»	1

18ᵉ Arrondissement.

Nombre des places d'écoles : 7,244.

NATURE DES ÉCOLES.	SITUATION DES ÉCOLES.	Garçons.	Filles.
Laïques........	Rue du Poteau.	1	1
	Impasse Constantine, 5.............	»	1
	Rue de Clignancourt, 61-63..........	1	1
	— — 70............	»	1
	— Ordener......................	1	»
	— de la Vieuville (pl. de la Mairie). 1.	1	»
	— des Poissonniers, 43 (confession d'Augsbourg).	1	1
	— Tardieu, 5....................	1	»
	— Doudeauville, 1-3.............	1	1
	— de Torcy, 20.................	1	1
	— — (marché de la Chapelle.	1	1
Congréganistes..	— Lepic, 62....................	1	»
	— du Mont-Cenis, 77............	»	1
	— Richomme, 13................	1	»
	— Cavé, 5.....................	»	1
	— Pajol, 8....................	1	»

NRE DES ÉCOLES.	SITUATION DES ÉCOLES.	Garçons.	Filles.
	19e Arrondissement.		
	Nombre des places d'écoles : 4,339.		
Laïques........	Place de la Mairie.................	1	1
	Rue Barbanègre...................	1	1
	— Lassus, 11...................	1	»
	— de Louvain, 7	»	1
	— de Puebla, 459	1	1
Congréganistes..	— de Meaux, 53.................	1	»
	— d'Allemagne, 87.............	»	1
	20e Arrondissement.		
	Nombre des places d'écoles : 5,795.		
Laïques........	Rue Henri-Chevreau, 26...........	1	»
	— Levert, 42..................	1	»
	Square National, 17 *bis* (église réformée).	1	»
	Rue de Belleville, 94..............	1	1
	— de Tlemcen, 9................	1	1
	— du Retrait, 15...............	1	»
	— de Ménilmontant, 88.........	»	1
	— des Quatre-Jardiniers........	1	1
Congréganistes..	— Julien-Lacroix, 16...........	1	»
	— Pelleport, 166...............	1	1
	— Vitruve, 1-3.................	1	1

D'après un relevé récent, les écoles communales ou libres, mais gratuites, pour les arrondissements de Saint-Denis et de Sceaux, sont au nombre de 188 et peuvent recevoir 30,736 enfants, savoir :

Arrondissement de Saint-Denis..... 16,958

— de Sceaux........ 13,778

Ces établissements se répartissent ainsi par arrondissement :

ARRONDISSEMENT DE SAINT-DENIS.

DÉSIGNATION des COMMUNES	NATURE des ÉCOLES	EMPLACEMENT	NOMBRE DES PLACES garçons.	filles.
Asnières..........	Laïque.	Rue des Écoles........	237	182
Aubervilliers......	—	— des Cités, 21......	110	132
—	—	— de la Nouvelle-France............	182	»
—	—	Mairie d'Aubervilliers..	»	140
—	Congréganiste.	Route de Flandres.....	200	»
Bagnolet..........	Laïque.	Grand'Rue...........	150	80
Bobigny..........	—	Place publique........	70	50
Bondy..........	—	Rue Gâtine...........	64	64
Boulogne..........	—	— Fessart, 30.......	383	»
—	—	— de Clamart......	254	»
—	Congréganiste.	— Fessart, 32.......	»	442
Clichy..........	—	— des Écoles........	450	»
—	—	— Marthe, 68........	»	450
—	Laïque.	Boulevard St-Vincent-de Paul, 52........	260	»
—	—	Rue du Roi-Dagobert, 2.	»	210
—	—	— de la Providence, 17.	»	70
Colombes..........	—	— de Nanterre, 30...	120	»
—	Congréganiste.	— de Verdun, 4.....	»	80
—	Laïque.	— de la Côte-St-Thibault, 3...........	100	»
—	—	— des Carbonnets, 3.	»	100
—	—	— de l'Église........	60	»
—	—	— de l'Aigle........	»	60
Courbevoie..........	—	— Ficatin...........	350	»
—	Congréganiste.	— de la Mairie......	»	280
Drancy..........	Laïque.	Place publique........	40	»
Dugny..........	—	— de la Mairie, 3..	45	»
—	Congréganiste.	Rue Etienne-Blanc, 8...	»	50
Epinay..........	—	— de Paris, 9.......	»	133
—	Laïque.	A la Mairie..........	95	»
Gennevilliers......	—	Rue Aguado..........	82	»
—	Congréganiste.	—	»	58
Ile St-Denis......	Laïque.	Place de l'École......	84	65
La Courneuve.....	—	Rue Pluchet..........	105	105
Le Bourget.......	—	— de Flandre, 5.....	85	»
—	Congréganiste.	— 55...	»	40
Les Lilas..........	Laïque.	Nouvelle-Commune.....	200	180
Levallois-Perret..	—	Rue St-Louis, 7......	500	»
—	—	— Rivay, 51.........	»	240
—	—	— 65..........	»	210
—	Congréganiste.	— 8..........	400	»
Nanterre..........	Laïque.	A la Mairie..........	»	200
—	—	Boulevard du Midi.....	300	»
Neuilly..........	—	Avenue du Roule, 75...	450	»
—	Congréganiste.	Rue des Huissiers, 20..	350	»
—	—	— des Poissonniers, 11.	»	400
Noisy-le-Sec.....	Laïque.	— des Dames, 6.....	200	»

DÉSIGNATION des COMMUNES	NATURE des ÉCOLES	EMPLACEMENT	NOMBRE DES PLACES garçons.	filles.

ARRONDISSEMENT DE SAINT-DENIS (suite).

DÉSIGNATION des COMMUNES	NATURE des ÉCOLES	EMPLACEMENT	garçons.	filles.
Noisy-le-sec	Laïque.	Rue de Béthisy, 2	«	130
Pantin	—	— de Paris, 88		
—	—	— — 123	760	800
—	—	— Magenta, 19 *bis*		
—	—	— — 25		
Pierrefitte	—	A la Mairie	56	»
—	Congréganiste.	—	»	86
Pre St-Gervais (le).	Laïque.	Grand'Rue, 62	240	240
Puteaux	—	Rue de Paris, 128	350	200
Romainville	—	A la Mairie	140	»
—	Congréganiste.	Rue Abbé-Bourbou	»	120
Saint-Denis	—	— Franklin	379	»
—	—	— Fontaine	»	369
—	Laïque.	— du Corbillon, 8	379	»
—	—	Cours Benoit, 21	401	»
—	—	Avenue de Paris (plaine).	206	»
—	—	Rue de la Légion-d'Honneur	»	278
—	—	— Fontaine	»	303
—	—	Avenue de Paris	»	206
Saint-Ouen	—	Rue de l'Eglise	113	»
—	—	Avenue de la Gare	108	»
—	—	Boulevard Biron	92	»
—	—	Mairie de St-Ouen	»	180
—	—	Route de la Révolte, 115	»	97
Stains	—	A la Mairie	67	»
—	Congréganiste.	—	»	165
Suresnes	Laïque.	Rue du Moutier, 17	190	296
Villetaneuse	—	Place de la Mairie	30	30

RÉCAPITULATION

	Nombre.	NOMBRE DES PLACES Garçons.	Filles.	TOTAUX.
Écoles laïques	68	7,658	4,888	12,546
— congréganistes.	17	1,779	2,633	4,412
TOTAUX	85	9,437	7,521	
		16,958		16,958

DÉSIGNATION des COMMUNES	NATURE des ÉCOLES	EMPLACEMENT	NOMBRE DES PLACES garçons.	filles.
ARRONDISSEMENT DE SCEAUX.				
Antony...........	Laïque.	Antony.............	100	»
—	Congréganiste.	—	»	200
Arcueil...........	Laïque.	Place des Ecoles......	225	»
—	—	Rue Colmet.........	»	200
—	—	Route Laplace........	125	100
Bagneux..........	—	Bagneux...........	81	»
—	Congréganiste.	—	»	100
Bonneuil..........	—	Place d'Armes.......	»	18
—	Laïque.	—	18	»
Bourg-la-Reine....	—	Bourg-la-Reine.......	100	»
—	Congréganiste.	—	»	75
Bry-sur-Marne....	—	A la Mairie..........	»	81
—	Laïque.	—	81	»
Champigny.......	—	Rue Bonneau........	200	»
—	Congréganiste.	Grand'Rue.........	»	200
Charenton........	Laïque.	Place des Ecoles......	350	260
Chatenay.........	—	A Chatenay........	60	»
—	Congrég miste.	—	»	60
Châtillon.........	Laïque.	A Châtillon.........	100	»
—	Congréganiste.	—	»	100
Chevilly..........	Laïque.	Place de l'Eglise......	12	12
—	—	A la Rue..........	15	15
Choisy-le-Roi.....	—	Rue de Vitry........	250	72
Clamart..........	—	A Clamart.........	150	»
—	Congréganiste.	—	»	150
Créteil...........	Laïque.	Grand'Rue, 53.......	200	200
—	Congréganiste.	Rue du Moulin, 17.....	80	80
Fontenay-aux-Roses.	Laïque.	A Fontenay-aux-Roses.	150	»
—	Congréganiste.	—	»	150
Fresnes..........	—	Grand'Rue..........	»	60
—	Laïque.	A la Mairie........	30	»
Gentilly.........	—	Place de la Mairie....	»	180
—	—	Rue du Kremlin......	150	120
—	Congréganiste.	Place de la Mairie.....	200	»
Gravelle.........	Laïque.	Grand'Rue, 140......	48	42
Issy (1).........	Congréganiste.	Place de la Mairie.....	200	180
Ivry.............	—	Rue de Paris, 110....	»	200
—	Laïque.	— St-Frambourg. 9..	200	»
—	—	— de l'Est........	250	250
—	—	— de Paris, 48......	»	180
—	—	— du Moulin.......	220	»
—	—	— de Paris, 54......	150	150
Joinville-le-Pont...	—	Place de l'Eglise......	35	»
L'haij...........	Congréganiste.	Asile des Vieillards....	»	40

(1) L'institution des sœurs de Saint-André, à Issy, reçoit gratuitement, comme externes, les jeunes filles du pays. Elles admettent en outre, comme internes, quelques petites filles indigentes.]

DÉSIGNATION des COMMUNES	NATURE des ÉCOLES	EMPLACEMENT	NOMBRE DES PLACES	
			garçons.	filles.

ARRONDISSEMENT DE SCEAUX (suite).

			garçons	filles
Maisons-Alfort....	Congréganiste.	Grand'Rue, 15........	»	120
—	Laïque.	—	115	»
—	—	Rue de la Réunion (Alfortville)............	50	50
Montreuil........	—	Place Girard..........	500	200
—	—	Rue de Paris..........	300	250
Montrouge........	—	A la Mairie...........	210	»
—	Congréganiste.	—	»	205
Nogent-sur-Marne.	Laïque.	Boulevard des Écoles..	200	200
—	—	Allée d'Antin.........	100	100
—	Congréganiste.	Rue aux Prêtres.......	»	200
Orly.............	Laïque.	Place de la Mairie.....	60	»
—	—	Place de l'Église......	»	60
Plessis-Piquet.....	—	Plessis-Piquet........	16	16
Rosny-sous-Bois...	—	Rue de Neuilly........	100	90
Rungis...........	—	A Rungis.............	16	16
Saint-Maur......	—	Rue des Écoles........	300	»
—	—	— Bellechasse.......	200	200
—	Congréganiste.	— de la Pelouse.....	»	150
Saint-Maurice.....	Laïque et Congréganiste.	Grand'Rue............	90	60
Sceaux...........	Congréganiste.	A Sceaux.............	108	225
Thiais............	—	Rue de la Mairie......	»	50
—	Laïque.	Thiais................	53	»
Vanves...........	—	A la Mairie...........	120	110
—	—	Rue de la Tour, 36 (Malakoff).............	100	80
Villejuif.........	—	Place de la Mairie.....	150	120
Villemomble......	—	A la Mairie...........	80	80
Vincennes........	—	Rue du Terrier, 41....	200	150
—	—	— St-Merry........	150	300
Vitry............	—	— Audigeois, 48.....	200	»
—	—	— du Soult, 16......	»	120

RÉCAPITULATION

	Nombre.	NOMBRE DES PLACES		TOTAUX.
		Garçons.	Filles.	
Écoles laïques........	78	6,563	3,983	10,546
— congréganistes.	25	588	2,644	3,232
TOTAUX....	103 (1)	7,151	6,627	13,778
		13,778		

(1) Trente écoles nouvelles sont en voie de construction.

A la suite de ces renseignements sur les écoles,
il convient de mentionner une institution qui est
appelée à ménager la transition entre l'école et
l'atelier. Je veux parler de l'*école préparatoire à
l'apprentissage*.

Une institution de ce genre, subventionnée par
la Ville, a été fondée à Paris, en décembre 1872 (1).
Elle renferme 122 enfants destinés à se préparer
à l'apprentissage par un stage de trois ans pendant
lequel, tout en continuant de recevoir l'enseignement primaire, auquel s'ajoutent des éléments de
physique, de chimie et de mécanique, ils se fami-
liarisent avec le travail du fer et du bois.

Beaucoup des écoles gratuites dont la fondation
est due à des congrégations religieuses ou à l'initiative privée ont une histoire. Une étude faite à
ce point de vue nous conduirait trop loin. De ces
histoires, je n'en citerai qu'une et encore parce
qu'elle offre un intérêt saisissant. J'en emprunte
le récit à M. Bournat (Victor), l'un des auteurs
d'un livre estimé (2). Il s'agit d'un établissement

(1) Boulevard de la Villette.
(2) *Adoption, éducation et correction des enfants pauvres abandonnés, orphelins ou vicieux*, par le baron Charles Daru et Victor
Bournat. (Charles Donniol, éditeur, 1875.)

de bienfaisance, dit : *La Providence Sainte-Marie*, situé rue de Reuilly, n. 77 (12ᵉ arrondissement) et tenu par les sœurs de Saint-Vincent de Paul. Cet établissement, que son voisinage désigne éloquemment sous le nom de la Providence, est tout à la fois asile, école de filles, écoles du soir pour les jeunes garçons et les adultes, école professionnelle et asile d'orphelins et enfin maison de vieillards.

« En 1862, il n'y avait au nᵒ 77 qu'une école « communale congréganiste pour les filles. Elle « était très-fréquentée et à peine suffisante pour « le nombre des élèves. Un jour, on voit arriver « cinq ou six petits garçons déguenillés, malpro- « pres et surtout peu timides. Ils demandent à « parler à la directrice de l'institution. — Que « lui voulez-vous ? — C'est notre affaire, répon- « dent-ils. On les conduit devant la supérieure. « Nous venons, lui dirent-ils, vous demander si « vous voulez nous apprendre à lire et à écrire. « — Mais, leur fût-il répondu, ce n'est pas ici qu'il « faut vous présenter, mes enfants ; notre école est « pour les filles ; allez chez les Frères. — Les « frères nous ont mis à la porte parce qu'ils disent « que nous sommes des polissons.

« Et vous venez chez nous ? — Oui, parce que ce
« n'est pas tout à fait notre faute si nous sommes
« ainsi : nous travaillons dans les fabriques de
« papier peint; on ne nous a jamais rien appris.
« Mais nous ne sommes pas plus méchants que
« les autres et nous voulons apprendre. — Nous
« ne pouvons vous recevoir avec les filles. — Nous
« ne pouvons venir que le soir, après notre jour-
« née de travail. Les filles seront parties quand
« nous viendrons. — Mais il est impossible de
« vous admettre dans le local exclusivement ré-
« servé aux filles, et nous n'avons pas d'autre salle
« disponible. — Vous nous placerez où vous pour-
« rez ; nous n'avons besoin ni de bancs ni de
« tables ; nous nous assoierons à terre dans le
« corridor, où vous voudrez, mais donnez-nous
« des leçons.

« La supérieure n'avait plus rien à répondre.
« Elle se sentait d'ailleurs attirée vers ces enfants
« si résolus, appartenant à une classe trop nom-
« breuse de malheureux petits êtres, jetés dès
« l'âge de 5 à 6 ans dans les fabriques de papier
« peint, dépourvus de tout enseignement, flétris
« par une précoce démoralisation et dont per-
« sonne ne s'occupait..... Ils venaient à elle; elle

« ne pouvait les repousser. Le soir même, ils pre-
« naient leur première leçon. »

L'école était créée ! Il y a quelque chose de tou-
chant dans cet appel de garçons, indisciplinés par
l'abandon, à l'indulgence et à la sollicitude de
pauvres religieuses. On y sent le recours de
l'enfant délaissé à la femme, c'est-à-dire à la
mère.

C'est ainsi que fut fondée une école du soir qui,
depuis 1863, compte chaque jour trois ou quatre
cents élèves. Elle les instruit, les prépare à la
première communion, les reçoit à ses cours, même
lorsqu'ils sont devenus de jeunes hommes, et leur
ouvre le dimanche une partie de la maison, où,
après les exercices religieux, ils peuvent se livrer
aux jeux de leur âge. Il y a une gymnastique, un
billard, etc. La discipline de l'école est excellente ; le silence y est observé pendant les cours.

Les religieuses sont aidées pour le maintien de
la discipline par des chefs choisis par les élèves
eux-mêmes, lesquels se divisent en deux groupes :
ceux âgés de moins de 14 ans, ceux qui ont dé-
passé cet âge. Il y a pour les élèves de l'école
du soir des distributions de prix. Pour les enfants,
les prix sont des livres. Quant aux jeunes gens et

aux adultes, ils reçoivent des livrets de la Caisse
d'épargne.

Une institution dite l'œuvre des Faubourgs (1),
qui remonte à près de 30 ans et qui avait en vue
les quartiers pauvres, s'était donné pour mission
de distribuer des vêtements et des livrets de
Caisse d'épargne aux enfants des écoles laborieux
et de bonne conduite.

Ces distributions, qui développent l'émulation
chez les enfants et qui ont, en outre, le caractère
et la portée d'une assistance charitable, se font
aujourd'hui dans tous les arrondissements de
Paris moins un (le seizième) et dans beaucoup de
communes du département de la Seine. A Paris,
elles représentent des dépenses qui vont suivant
les arrondissements de 2,000 à 20,000 francs. Elles
sont l'œuvre des caisses, dites des écoles, organi-
sées dans chaque mairie à l'aide de souscriptions,
et en exécution de l'art. 15 de la loi du 10 avril
1867 sur l'instruction primaire (2). Notons, en

(1) Le secrétariat de cette œuvre était rue des Saussaies, 9.

(2) Une délibération du conseil municipal, approuvée par le
préfet, peut créer dans toute commune une caisse des écoles destinée à encourager et à faciliter la fréquentation de l'école, par
des récompenses aux élèves assidus et par des secours aux élèves
indigents. (Loi du 10 avril 1867.)

passant, que le deuxième arrondissement de Paris (ancien troisième) avait devancé le vœu du législateur : sa caisse des écoles existe depuis 1849.

La nature des objets distribués varie selon la composition de la population de l'arrondissement. Dans les quartiers nécessiteux, on donne plus de secours en vêtements et chaussures que de récompenses sous forme de médailles et de livres, bien que la part y soit toujours faite à l'émulation. Les livrets de la Caisse d'épargne figurent au premier rang parmi ces récompenses. Dans certains arrondissements, les caisses des écoles allouent des gratifications comme encouragements aux instituteurs et institutrices et des subventions aux salles d'asile. Elles font aussi des dépenses pour ce qu'on appelle techniquement l'outillage scolaire.

Au début du chapitre, j'ai fait ressortir l'accroissement continu du nombre des écoles gratuites. On vient de voir qu'il reste, relativement, peu à faire pour qu'aucun enfant ne demeure, faute de place d'école, en dehors de l'enseignement.

Ce grand progrès ne produira-t-il que le bien dont on a poursuivi la réalisation ? Se sera-t-il accompli sans avoir eu de regrettables conséquences? Il serait téméraire de l'affirmer d'une manière absolue.

L'élargissement du nombre des écoles communales gratuites a fait successivement disparaître de petites écoles libres où les enfants pauvres, mais non indigents, puisaient, au prix de sacrifices faits par leurs parents et dont ils devaient se montrer reconnaissants, une instruction qu'ils reçoivent maintenant dans des conditions qui ne leur créent aucune obligation affectueuse.

C'est un écueil qui mérite attention, mais qu'il est difficile d'éviter et qu'on ne surmonterait pas par de rigoureuses enquêtes sur la position pécuniaire des familles. Les sévérités de cette nature remplaceraient un mal par un autre mal. On ne se résignerait plus aujourd'hui à l'école *payante* quand l'école *gratuite*, bien organisée, ouvre sa porte. Devant une résistance, on récriminerait, on parlementerait, tandis que l'enfant resterait oisif et exposé au vagabondage.

A la suite de ces renseignements sur les écoles gratuites pour l'enfance, viennent naturellement se placer les indications de même nature, sur les établissements scolaires communaux pour les adultes.

Les classes gratuites d'adultes-hommes sont à Paris au nombre de 70 ; 47 sont laïques et 23 sont congréganistes.

Elles se répartissent ainsi par arrondissement :

1er Arrond.	Rue Jean-Lantier, 15............	Chant.
—	— des Prêtres St-Germain-l'Auxerrois............	Dessin.
—	— d'Argenteuil, 37..........	Chant.
2e —	— de la Jussienne, 11.......	Dessin.
—	— du Sentier, 21...........	Chant.
3e —	— Aumaire, 4..............	
—	— Montgolfier, 1...........	Dessin et chant.
4e —	— du Renard-St-Merri, 7....	—
—	— de l'Homme-Armé, 10.....	
—	— Grenier-sur-l'Eau, 2......	—
—	Place des Vosges, 6..........	—
5e —	Rue de Pontoise, 21......	
—	— St-Jacques, 30...........	
—	— Rollin, 32..............	—
6e —	— de Vaugirard, 85.........	Dessin.
—	— — 9..........	Chant.
—	— d'Assas, 68.............	Dessin et chant.
7e —	— Chomel.................	Dessin.
—	— St-Dominique, 166........	Chant.
8e —	— de la Bienfaisance, 14.....	
—	— de Malesherbes, 24.......	Dessin.
—	— du Faubourg-St-Honoré,154.	—
9e —	— Neuve-Coquenard, 17. Impasse de l'École, 2......	—
10e —	— de Marseille, 17.........	Dessin et chant.
—	— de la Chopinette, 19......	
11e —	— Morand, 3..............	—
—	— Keller, 8..............	
—	Avenue de la Roquette, 25.....	Dessin.

11e ANNOND.	Rue St-Bernard, 20............	Dessin et chant.
12e —	— d'Aligre, 5.............	—
—	Place de la Nativité, 5........	
—	Rue du Rendez-vous, 53.......	Apprentis.
—	— de Reuilly..............	—
—	— de Charenton, 315.	Dessin et chant.
—	— de Reuilly, 39............	Apprentis.
13e —	— St-Hippolyte, 27..........	Dessin et chant.
—	Avenue d'Italie, 76............	—
—	Rue St-François de Sales.......	
—	Place Jeanne-d'Arc............	
—	Rue du Moulin-des-Prés, 12....	
14e —	— des Trois-Sœurs, 1........	—
—	Boulevard Montparnasse, 80....	
—	— Arago, 99.............	
—	Rue Boulard, 36.............	—
—	— de la Tombe-Issoire, 81...	
15e —	— Ste-Marie, 5.............	
—	Place de Vaugirard............	—
—	Rue St-Charles, 60............	
—	— Violet, 73..............	
—	— des Fourneaux, 20........	
16e —	— de la Municipalité........	Dessin.
—	— de Passy, 29.............	Chant.
—	— Decamps, 4..............	
17e —	— des Batignolles, 20........	Allemand.
—	— Balagny (Impasse Com- point)................	
—	— Lecomte, 6..............	Dessin.
—	— Legendre, 49.............	Chant.
—	— d'Armaillé, 33............	—
18e —	— de la Vieuville, 1.........	Dessin et chant.
—	— Doudeauville, 1..........	—
—	— Richomme, 13............	
—	— de Clignancourt, 63.......	
19e —	Place de la Mairie de la Villette.	—
—	Rue de Lassus................	—

19e ARRONN.	Rue de Puébla, 459............	Dessin.
—	— de Meaux, 53.............	
20e —	— Henri-Chevreau, 26.......	
—	— de la Mare, 25............	—
—	— de Tlemcen, 9.............	
—	— de Puébla, 40.............	Chant.

Les établissements scolaires pour les adultes-femmes sont au nombre de 45, dont 23 laïques et 22 congréganistes. En voici la liste :

1er ARRONDISSEMENT.	Rue de la Sourdière, 27.
2e —	Cour des Miracles, 4.
3e —	Rue Volta, 14. Cours de comptabilité.
4e —	— Grenier-sur-l'Eau, 2.
—	Impasse Guemenée.
—	Rue du Cloître-St-Merri, 10.
5e —	— de l'Arbalète, 41, et rue Berthollet.
—	— Boutebrie, 1.
—	— des Boulangers, 19.
6e —	— St-André-des-Arts, 39. (Installation provisoire.)
7e —	— Chomel.
—	Avenue de Lamotte-Piquet, 10.
—	Rue St-Dominique, 187.
8e —	— Malesherbes, 22.
—	— du Faubourg-St-Honoré, 154.
9e —	— Milton, 19.
10e —	— de Chabrol, 41.
—	Avenue Parmentier, 179.
11e —	Rue Keller, 6.
—	— Oberkampf, 113.
—	— St-Bernard, 33.
12e —	Passage Corbes, 9.
—	Rue de Reuilly, 77.

12ᵉ ARRONDISSEMENT.	Rue de Cîteaux, 26.
13ᵉ —	— de Lourcine, 160.
—	Place Jeanne-d'Arc. { Un de ces établissements est laïque, l'autre congréganiste.
—	Rue St-François-de-Sales.
—	Boulevard de l'Hôpital, 165.
—	Rue Vendrezanne, 34.
14ᵉ —	— Delambre, 24.
—	Boulevard Arago, 99.
—	Place de Montrouge.
—	Rue des Croisades, 1.
—	— de la Tombe-Issoire, 81.
16ᵉ —	— Boissière, 54.
—	— de Passy, 27.
—	— de Longchamps, 120.
17ᵉ —	— Boursault.
—	— des Moines, 43.
18ᵉ —	— de Clignancourt, 61.
19ᵉ —	Place de la Mairie de la Villette.
—	Rue d'Allemagne, 83.
20ᵉ —	— Ménilmontant, 88.
—	— Tlemcen, 9.

Pour être complet, il resterait à rechercher, afin de les énumérer, les classes d'adultes créées sur divers points, par l'initiative privée. On devine les difficultés d'un dénombrement de cette nature. Citons parmi les lieux consacrés à l'instruction gratuite des adultes : la classe du soir pour les hommes faite au lycée Charlemagne et celle pour les femmes, institution Hauser, rue Corbeau.

Rappelons que des bibliothèques municipales

existent dans beaucoup de mairies. Indépendamment des cours de dessin établis dans un grand
nombre de classes pour les adultes-hommes, la
Ville subventionne des écoles, où se fait, d'une
manière spéciale, l'enseignement du dessin. Il y a
pour les hommes 6 de ces écoles; elles sont si-
tuées :

2e ARRONDISSEMENT.	Rue du Sentier, 21.
3e	—	— Ste-Élisabeth, 12.
8e	—	Avenue de la Reine-Hortense, 24.
10e	—	Rue des Petits-Hôtels, 19.
11e	—	— Bréguet.
12e	—	— Crozatier, 51.

Les écoles de même nature pour les femmes
sont au nombre de 20, ainsi qu'il résulte des indications suivantes :

1er ARRONDISSEMENT.	Rue de l'Arbre-Sec, 22.
2e	—	— Réaumur, 55.
3e	—	— Ste-Élisabeth, 12.
4e	—	— St-Louis en l'Ile.
5e	—	— des Fossés-St-Jacques, 13.
6e	—	— du Vieux-Colombier, 29.
7e	—	— du Bac, 83.
8e	—	— d'Anjou-St-Honoré, 11 (Mairie).
9e	—	— Notre-Dame de Lorette, 58.
	—	— des Martyrs, 23.
10e	—	— du Faubourg-St-Martin, 72 (Mairie).
11e	—	— Neuve-Popincourt, 11.
12e	—	— de Charenton, 112.

13ᵉ ARRONDISSEMENT.		Avenue d'Italie, 22.
14ᵉ	—	Rue Mouton-Duvernet, 10.
15ᵉ	—	— Cambronne, 86.
16ᵉ	—	— de Passy, 44.
17ᵉ	—	— Bridaine, 7.
18ᵉ	—	— Dejean, 2.
19ᵉ	—	— de la Villette-Belleville, 23.

Les classes d'adultes ont lieu le soir. Un rapport de la direction de l'enseignement primaire à Paris et dans les communes du département de la Seine, publié en 1875, évalue à 10,618 le nombre des adultes qui suivent à Paris les classes du soir.

Ce nombre se compose de 7,035 hommes et de 3,583 femmes. Il correspond à un chiffre de 30,327 adultes des deux sexes qui se sont fait inscrire pour cet objet. Dans les arrondissements de Saint-Denis et de Sceaux, il y a eu 10,192 inscriptions représentant 6,000 adultes présents aux classes du soir.

Deux œuvres considérables : les associations polytechnique et philotechnique font des cours à l'usage des adultes de la classe ouvrière. La ville de Paris leur alloue une somme de 20,000 fr. à titre de subvention annuelle. L'association poly-technique, dont les cours au nombre de 22, com-prennent les matières suivantes : langue fran-

çaise, langue anglaise, langue allemande, l'arithmétique, la comptabilité, la géométrie, la physique, la chimie, l'astronomie populaire, la géographie, la législation usuelle, etc., a pour lieux d'enseignement dans les localités ci-après indiquées :

A Paris :

École centrale, rue de Thorigny, 1.

École Turgot, rue Turbigo, 69.

École Jean-Lantier, rue Jean-Lantier, 15.

Mairie de la Banque (IIᵉ arrondissement).

Rue d'Aligre, 5.

Faubourg Saint-Martin, 159.

Rue Henri-Chevreau, 26.

Place de l'église de la Villette.

Mairie de Montmartre.

École communale, Batignolles, place de la
Mairie.

Rue du Faubourg-Saint-Honoré, 154.

Mairie de Passy.

École de Médecine.

Mairie du VIᵉ arrondissement. Place Saint-Sulpice.

École communale (mairie du XVᵉ arrondissement).

Prétoire de la Justice de Paix (mairie du XVe arrondissement).

Rue Violet, 73.

Bibliothèque populaire, rue de l'abbé Groult, 20.

BANLIEUE DE PARIS :

Vincennes, Ivry, Bourg-la-Reine, Sceaux.

Les cours de l'Association philotechnique pour l'instruction gratuite des adultes étaient au nombre de 42 pendant l'exercice 1871-1872. En dehors de leur programme d'études, qui est le même que celui de l'Association polytechnique, ils comprennent des lectures populaires et des conférences sur des questions historiques et sociales. Un rapport de 1872 depuis lequel l'association a augmenté son action, indiquait comme lieux d'enseignement :

Rue Charlemagne, 14.

A la Sorbonne, rue Gerson.

Rue Ste-Thérèse, 20.

— Violet, 63.

— St-Roch, 10.

— Victor-Cousin, 12.

Ce dernier cours est destiné aux adultes-femmes.

Des cours ont été organisés dans diverses communes du département de la Seine.

Comme on a pu le constater par ce qui précède, il a été pourvu, dans de larges proportions et à tous les degrés, à l'instruction gratuite de l'enfant et de l'adulte. L'enfant et l'adulte valides peuvent défier la misère dans la recherche que l'on fait pour eux ou qu'ils font eux-mêmes des moyens d'instruction. Mais qui s'occupera de ces pauvres déshérités, les enfants sourds et muets, que leur double infirmité semble condamner à l'impuissance de trouver à vivre dans cette foule occupée qui n'a pas le temps de chercher à les comprendre et dont ils n'entendent pas les paroles? Que deviendront les jeunes aveugles? Qui portera sur eux sa sollicitude et leur donnera les enseignements spéciaux et professionnels dont ils ont besoin pour gagner leur vie? L'État subventionne pour cet objet, non en vue du département de la Seine seulement, mais pour tous les départements, deux grands établissements : l'institution nationale des Jeunes Aveugles, boulevard des Invalides, n° 56, et l'institution nationale des Sourds-Muets, rue Saint-Jacques, n° 256, dans lesquels il place un certain nombre d'enfants in-

CHAPITRE V

Quelques années se sont écoulées et le moment
n'est pas éloigné où l'enfant que nous avons
suivi pendant les premières phases de sa vie, que
nous avons vu traverser la crèche, l'asile et aborder l'école, devra entrer en apprentissage. La
dernière période du séjour à l'école comprend
la préparation à la première communion. C'est
l'instant où les ministres de la religion s'effor-
cent de graver dans l'esprit et le cœur de l'enfant des préceptes religieux et moraux dont l'influence ne se perd jamais entièrement et qui,

oubliés ou méconnus en apparence, reprennent leur autorité et leur force à l'heure des épreuves douloureuses, alors que l'homme éperdu reconnaît sa faiblesse.

Tous les établissements scolaires destinés à l'enfance, qu'ils soient laïques ou congréganistes, tous les orphelinats, tous les asiles qui recueillent l'enfant et la jeunesse font une part à l'enseignement du catéchisme, à l'instruction religieuse, dont les exercices sont exactement suivis, soit dans les églises de paroisses, soit dans les chapelles particulières.

Or, le département de la Seine compte 204 édifices ou locaux affectés publiquement au service divin :

141 églises catholiques romaines ;

1 église russe (catholique grecque) ;

1 chapelle Roumaine ;

59 temples, oratoires ou lieux de culte protestants (1) (les lieux de culte sont, dans beau-

(1) Ce chiffre comprend les lieux de culte des sectes indépendantes ou dissidentes se rattachant à l'Église réformée que, dans son livre intitulé *Paris protestant*, M. le Pasteur Decoppet désigne ainsi : fraction libérale de l'église réformée, églises évangéliques de Neuilly et du quartier de l'Étoile, église luthérienne (confession d'Augsbourg), églises libres, Baptiste, Méthodiste, Darbyste

coup de cas, des salles d'asile ou d'école) et
2 synagogues.

Dans ces conditions, l'organisation de l'enseignement religieux répond à toutes les exigences.
Elle se fortifie et se complète par des œuvres,
dites paroissiales, et par des institutions dues à ,
des personnes pieuses de diverses communions,
institutions très-nombreuses, qu'il me paraît inu-
tile d'indiquer d'une façon détaillée, et qui, presque toutes, sont appelées : *Œuvres de la première communion.*

Je n'en citerai qu'un petit nombre et je place-
rai en première ligne l'œuvre de la Providence
Sainte-Marie (1) qui enseigne le catéchisme, le
dimanche, aux jeunes filles que leurs occupations
ne laissent libres que ce jour-là ; l'œuvre de la
première communion dirigée par Mlle Delmas (2) ;

---

et étrangères. Ces dernières sont : la chapelle anglaise congréga-
tionnaliste, les églises anglicanes, la chapelle méthodiste anglaise,
l'église nationale d'Écosse, la Chapelle américaine et l'église américaine épiscopale. Il faut ajouter que certaines de ces sectes n'ont
pas un grand nombre d'adhérents, celle des Darbystes, par
exemple, n'en compterait qu'une centaine.

(1) Rue de Reuilly, 77 et 79. Œuvre déjà mentionnée pour ses
écoles. V. page 73.

(2) Rue Notre-Dame-des-Champs, 31.

l'œuvre des apprentis orphelins (1) ; celle dite
« de l'Enfant Jésus » pour la première communion des jeunes filles pauvres (2) ; la Société des
demoiselles protestantes (3) ; les œuvres de même
nature pour les jeunes filles employées dans le
commerce (4) ; pour les petits ramoneurs (5). Il y
a aussi les maîtrises de paroisses où l'on s'occupe
de l'instruction religieuse des enfants.

Quelles que soient ces œuvres, toutes pourvoient à l'habillement des enfants pauvres pour
le jour de la première communion. C'est une
grande joie pour ces enfants que rien dans leur
costume ne les distingue des autres commu-
niants ; c'est aussi une fête pour leurs familles.

On a beaucoup exagéré le côté anti-religieux
des Parisiens : je parle de la véritable population
de Paris, de celle qui ne fait pas qu'y passer
seulement. La libre pensée dont l'homme fait
montre à l'atelier, dans un salon ou ailleurs, ne
l'empêche pas de s'émouvoir à l'église le jour

(1) Rue de la Fontaine, 40. Auteuil.
(2) Avenue Sainte-Eugénie, 5.
(3) Boulevard des Batignolles, 46.
(4) Rue Lafayette, 25.
(5) Rue des Fourneaux, 89, et rue Neuve-St-Étienne du
Mont, 82.

de la première communion de ses enfants, de se rengorger, avec un sentiment d'émotion respectable, où la prière a sa part, en conduisant sa fille à l'autel, lorsqu'il la marie, et de se courber pieusement quand la mort visite son toit.

On en est encore à compter les cérémonies funèbres d'où la religion est exclue. On sait d'ailleurs comment on arrive à pouvoir faire servir à des démonstrations sacriléges des dépouilles humaines achetées à l'indifférence ou à la misère.

A Paris, tout le monde se découvre devant le mort qui passe sans se préoccuper s'il s'agit d'un riche ou d'un pauvre. Il y a plus que de la philosophie dans ce respect pour le cercueil, il y a, trouble ou précise, combattue ou cherchée, une pensée qui aboutit à l'au-delà de la vie. Ce n'est pas la matière qu'on salue, c'est le mystère. Une population intelligente, capable de grands enthousiasmes et qui a le respect des morts, n'arrive jamais à descendre, pour y demeurer, dans l'imbécillité de la négation de l'âme et de la résignation au néant.

Les classes pauvres montrent-elles suffisamment de reconnaissance et de respect à l'égard des congrégations religieuses qui instruisent leurs enfants? Je ne l'affirmerais pas. Qui ne sait pourtant que l'instruction de l'enfance est une tâche rude, une cause d'efforts ignorés, une œuvre d'abnégation et de patience, où les déboires abondent?

Cet état de choses vient de ce qu'on donne maintenant à l'irréligion la portée d'une manifestation politique ; il contribue, par l'exemple, à rendre les enfants, qu'on habitue ainsi à l'ingratitude, indisciplinés et grossiers vis-à-vis de leurs instituteurs si modestes et si dévoués. Quant à ceux-ci, ils font la part des milieux et n'en conservent pas d'amertume.

Le supérieur d'une des écoles chrétiennes de Paris ayant été appelé à la direction d'un établissement de même nature en province, est maintenant installé dans un beau pays peuplé de riches vignerons. On le félicitait sur son déplacement. Il secoua mélancoliquement la tête en disant : « Je regrette mes petits Parisiens. Ils ont « de mauvais moments, mais ils comprennent « si vite et puis ils ne sont pas méchants. »

Depuis un certain nombre d'années on a vu s'établir, sous le nom de cercles, des œuvres d'assistance morale et de préservation pour les jeunes gens et les adultes. Ces établissements ont pour programme de procurer, dans des conditions modestes, aux individus isolés appartenant à divers groupes sociaux et qui sont exposés à de mauvaises fréquentations, un centre de réunion où ils rencontrent des amis et trouvent des moyens honnêtes de délassement.

L'institution des Cercles, ainsi comprise, constitue une forme de l'assistance dans son action la plus relevée. Ne pas la mentionner serait laisser une lacune dans mon travail, et c'est surtout dans ce chapitre qu'elle me paraît devoir figurer. J'ai pu relever les noms de quelques-uns de ces cercles ; les voici :

Cercle catholique du Luxembourg pour les jeunes gens chrétiens venant achever leurs études à Paris (1) ;

Cercle de Saint-Philippe de Néri pour les élèves externes des établissements d'instruction (2) ;

Cercle de Notre-Dame des Victoires pour des jeunes gens du commerce (3) ;

Cercle religieux pour des jeunes gens du com-

---

(1) Rue Bonaparte, 108.
(2) Rue du Regard, 11.
(3) Rue de la Vrillière, 4.

merce (Œuvre de la Jeunesse, fondée par les Frères des Écoles chrétiennes) (1);

Maison et cercle des jeunes Ouvriers (2);

Cercle des Employés du faubourg Saint-Germain (3);

Cercle des jeunes gens de l'Assomption (jeunes gens du commerce) (4);

Cercle des Maçons (5).

A la même adresse, une œuvre dite de Saint-Jean fait des instructions sur la religion et les devoirs professionnels.

Cette liste est certainement incomplète, car il existe dans divers quartiers des lieux de réunion de même nature ouverts à tous et dont on ne saurait contester la partie moralisatrice.

Une institution de préservation sociale qu'il faut également signaler : la Société française de tempérance (6), comprend dans ses moyens d'action la fondation de cercles de travailleurs où les membres trouveraient d'honnêtes et utiles dis-

---

(1) Rue St-Antoine, 212.
(2) Boulevard Montparnasse, 102.
(3) *Ibid.*, 25.
(4) Rue Tronchet, 9.
(5) Rue des Fossés-St-Jacques, 11, et passage Landrieu, 9.
(6) Siége de la société : rue de l'Université, 5.

tractions et d'où seraient exclues les boissons spi-
ritueuses.

Dans mon désir de ne rien omettre de ce qui
peut, à un degré quelconque, rentrer dans le
programme de cette étude, j'indique encore en
terminant, comme une œuvre de préservation et
d'assistance morale, la Société nationale d'encouragement au bien (1).

Cette société a pour programme la propagation
des habitudes de moralité, d'ordre et de tempérance. Elle distribue des récompenses sous forme
de médailles, de livrets de la caisse d'épargne et
de la caisse de retraites.

(1) Rue Brochant, 2.

CHAPITRE VI

L'ASSISTANCE DE L'ENFANT ET DE LA JEUNESSE.
L'APPRENTISSAGE.

L'enfant abandonné ou orphelin. — L'hospice des Enfants assistés. — Les orphelinats de province. — Les œuvres d'assistance et de protection de l'enfance. — Les orphelinats de Paris et de la banlieue. — Les écoles professionnelles. — Les établissements d'assistance pour les jeunes filles. — Sœur St-Augustin. — Lois protectrices de l'enfance.

Nous avons vu, à sa naissance, l'enfant pauvre secouru et recueilli. La crèche, la salle d'asile, l'école le rendent, quand vient le soir, à sa famille, fille ou veuve isolée, ménage vivant au jour le jour par le travail au dehors ; mais la mort est venue et elle a fait l'enfant orphelin, ou bien le voici abandonné. Cet abandon varie dans ses causes : il y a l'entrée des parents à l'hôpital ou en prison ; il y a leur disparition avec l'éventualité du suicide ou par l'oubli du devoir. Pendant un certain temps, le concours du voisinage s'exerce charitablement, puis il s'attiédit, se lasse et l'enfant finit par demeurer seul, sans soutien, sans moyens d'existence, sans abri.

Nous l'avons dit plus haut, si, dans ces conditions, l'orphelin ou l'abandonné n'a pas 12 ans révolus, l'hospice des Enfants assistés le reçoit, le prend sous sa tutelle, l'instruit, le place en apprentissage et le suit jusqu'à sa majorité. Si les parents ont dû, comme malades, entrer à l'hôpital, il est admis à titre de dépôt, et il leur sera rendu après guérison ; s'ils sont détenus, il attendra dans l'hospice l'époque de leur libération.

Pendant leur séjour dans l'établissement hospitalier, les enfants en dépôt qui sont en âge de fréquenter les écoles vont en classe tous les jours. Les filles un peu grandes sont, en outre, occupées à la couture.

Le nombre des orphelins ou enfants abandonnés, âgés de 2 à 12 ans, admis annuellement à l'hospice des Enfants assistés, est d'environ 650. En 1870, il s'est élevé à 1,111, et à 1,038 en 1871. Il a été de 522 en 1874, et de 723 en 1875. Cette limitation absolue qui exclut de l'assistance hospitalière les enfants âgés de 12 ans, n'est-elle pas trop rigoureuse? Elle prive de la tutelle de l'hospice des orphelins que leur peu de développement physique et intellectuel ne permet pas de placer en apprentissage.

Quant aux dépôts provisoires, ils se sont élevés, en 1875, à 2,321, dont 907 enfants de un jour à 2 ans, et 1,414 au-dessus de 2 ans.

C'est surtout vers ce qui se rattache à la protection de l'enfance que la charité privée, représentée ou aidée, dans la presque totalité des cas, par des congrégations religieuses, porte ses plus grands efforts. Pour venir en aide à l'enfant orphelin ou abandonné, elle a organisé des œuvres de tous genres, les unes d'une portée générale, les autres d'un caractère particulier. Certaines de ces œuvres, dont plusieurs reçoivent des subventions municipales, ont créé des établissements à Paris (1), dans sa banlieue et dans le département de Seine-et-Oise; beaucoup d'entre elles placent, à leurs frais, leurs petits protégés dans des asiles de province où ils sont bien traités (2) dans

(1) Par délibérations des 4 et 6 mai 1876, le conseil municipal de Paris a réduit à 47,300 francs le crédit de 123,600 francs qui avait été inscrit au budget de la ville pour subventions à des établissements charitables. Cette réduction a été compensée par une souscription publique.

(2) Ces établissements destinés à de jeunes garçons et dont le prix annuel est de 200 francs en moyenne, sont très-nombreux et presque tous dirigés par des congréganistes.

des conditions plus économiques et meilleures au point de vue de l'hygiène. Pour se faire une idée de l'importance de ces œuvres d'assistance et de protection de l'enfance, un chiffre ne suffirait pas; il faut tout au moins la brève énumération suivante :

Le manuel Poussielgue * a donné de ces orphelinats la liste suivante :

Orphelinat de Bapaume (Pas-de-Calais).
Orphelinat agricole aux Matelles (Hérault).
Orphelinat à Menière, près Neufchâtel en Bray (Seine-Inférieure).
—   à Nîmes (Gard).
—   de Sainghin en Mélantois, près Cyssoing (Nord).
—   à Valence (Drôme).
—   à Ligny en Barrois (Meuse).
—   au Puy (Haute-Loire).
—   à Péronne (Somme).
—   à Gradignan (Gironde).
—   à Saint-Servan (Ille-et-Vilaine).
—   à Nantes (Loire-Inférieure).
—   de Poul-ar-Bachet, à Lambezellec (Finistère).
—   à Chevilly (Seine).
—   à Versailles (Frères des Écoles chrétiennes).
—   à Caen (Calvados).
—   de Cellule (Puy-de-Dôme).
—   à Nourray, près Saint-Amand (Loir-et-Cher).
—   à Orléans (Frères des Écoles chrétiennes).
—   à Blanche-Taillée (Haute-Marne).
—   à Bois (Charente-Inférieure).
—   à Élancourt (Seine-et-Oise).
Orphelinat agricole de Plessis-Mornay, par Saint-Arnoult (Seine-et-Oise). Œuvre protestante.

* Librairie Poussielgue frères, éditeurs, rue Cassette.

Société des Amis de l'enfance (1).

Société protectrice de l'enfance (2).

Société de l'Orphelinat de la Seine (3).

Société de la Providence (apprentissage des enfants indigents) (4).

OEuvre du rapatriement des Orphelins délaissés (5). Elle les recueille pour les renvoyer dans leurs départements d'origine et les appliquer à des travaux agricoles.

OEuvre de Saint-Nicolas (6). Elle donne à de jeunes garçons indigents l'éducation religieuse et l'instruction primaire et industrielle.

Association des fabricants et artisans pour le patronage des Orphelins (7).

Association de même nature pour l'adoption des Orphelins (8).

Ajoutons à cette liste : l'Orphelinat agricole d'Igny, l'orphelinat de Sainte-Aurélie, à Sannois, et l'Orphelinat pour les jeunes Filles d'Alsace-Lorraine, au Vésinet (Seine-et-Oise).

(1) Rue de Crillon, 15, et rue d'Alger, 5.
(2) Rue des Beaux-Arts, 4.
(3) Quai Napoléon, 13.
(4) Rue de Rome, 23.
(5) Rue des Tournelles, 43.
(6) Rue de Vaugirard, 92.
(7) Rue St-Antoine, 110.
(8) Rue Neuve-St-Merri, 9.

OEuvre des Tutelles pour les mineurs abandonnés (1).

OEuvre de l'Adoption (2).

Société d'adoption pour les enfants abandonnés
et les orphelins pauvres (3).

Société et asile-école Fénelon pour l'instruction
primaire et l'apprentissage agricole de jeunes garçons pauvres des départements de la Seine et de
Seine-et-Oise (4).

OEuvre de Sainte-Anne pour l'adoption et l'é-
ducation de jeunes filles pauvres âgées de 11 ans
au moins (5).

Société pour le placement en apprentissage de
jeunes orphelins (6).

Société d'apprentissage de jeunes orphelins (7).

Société de protection des apprentis et enfants
des manufactures (8).

(1) Rue Furstemberg, 6.
(2) Rue des Tournelles, 43, et rue du Bac, 41.
(3) (Colonie du Ménil St-Firmin.) Rue de Penthièvre, 35.
(4) A Vaujour (Seine-et-Oise). Président de l'OEuvre, M. Davil-
lier, rue Roquépine, 14.
(5) Secrétaire de l'OEuvre, M. Buffet, à la préfecture de la
Seine.
(6) Rue des Quatre-Fils, 4.
(7) Rue d'Anjou au Marais, 6.
(8) Rue de l'Abbaye, 17.

Société de protection de même nature (1).

Société de patronage d'orphelins protestants (2).

Œuvre du Patronage des jeunes apprentis de l'Église réformée (3).

Œuvre du même genre pour les apprentis de la Confession d'Augsbourg (4).

Œuvre du Placement des apprentis (5).

Œuvre des Apprentis et des jeunes Ouvriers sous la direction des Frères des Écoles chrétiennes (6). Cette œuvre a de nombreuses associations dans Paris.

Œuvre de l'orphelinat de Saint-Ilan (Côtes-du-Nord). Elle dirige des orphelins sur la vie agricole. Elle a son siége à Paris (7).

Œuvre du Patronage des enfants de l'ébénisterie (8).

(1) Rue St-Florentin, 16.

(2) Avenue d'Eylau, 37 *bis.*

(3) Rue de l'Oratoire-St-Honoré, 4.

(4) Rue de Charonne, 99.

(5) Rue de Penthièvre, 7.

(6) Maisons de patronage :

Sainte-Anne, rue Planchat, 6.

Maison de Nazareth, rue Stanislas, 11.

Sainte-Mélanie, rue Lhomond, 26.

Saint-Charles, rue Bossuet, 12.

Sainte-Rosalie, rue Corvisart, 17.

(7) Siége à Paris, rue Lhomond, 24.

(8) Passage St-Pierre, rue Amelot, 4.

Société pour l'assistance paternelle aux enfants du papier peint (1).

Société pour l'assistance paternelle des enfants employés dans les fabriques de fleurs et de plumes (2).

OEuvre des Apprentis orphelins (3).

Société de patronage des enfants convalescents (4).

OEuvre de l'Enfant-Jésus. Refuge et maison de convalescence pour les enfants sortant des hôpitaux (5).

OEuvre des Maisons de campagne pour les petits enfants de Paris (6).

OEuvre du Vestiaire de l'Enfant Jésus (elle habille les orphelins) (7).

Société de secours pour l'habillement des enfants pauvres (8).

---

(1) Rue de Reuilly, 73.
(2) Boulevard Sébastopol, 82.
(3) Rue Notre-Dame des Champs, 31.
(4) Rue de Sèvres, 67.
(5) Impasse Eugénie, 5.
(6) Dépendance de l'orphelinat de Ménilmontant. Villa de Montfermeil, au Raincy (Seine).
(7) Rue des Vignes, 44.
(8) Rue de Grenelle, 176.

OEuvre de Saint-Joseph, pour instruire et assister les enfants d'origine allemande (1).

A la suite de cette nomenclature probablement incomplète et dans laquelle il serait difficile, à moins d'explications multiples, d'introduire un classement méthodique, viennent se placer les orphelinats particuliers, en grand nombre, que l'initiative charitable a fondés. Beaucoup de ces asiles, œuvre de la compassion individuelle, ouverts à quelques enfants seulement, ne sont pas connus; un dénombrement complet des orphelinats privés est donc impraticable. Il faut se résigner à ne compter que ceux qui figurent, à un titre quelconque, sur des documents livrés à la publicité.

A une date récente, il y avait à Paris 68 orphelinats : 6 pour des enfants des deux sexes, 8 pour des garçons, 54 pour des filles.

Ces orphelinats se répartissent comme il suit par arrondissement :

1er ARROND.
Orphelinat pour filles, rue de l'Arbre-Sec, près le presbytère.
Établissement des Orphelines de la Providence, passage St-Roch, 20.
Orphelinat pour filles, place du marché St-Honoré, 32.

(1) Rue de Lafayette, 228.

2ᵉ ARROND.
Orphelinat pour filles, rue de la Jussienne, 16.
—   —   rue Montmartre, 129.
—   —   rue de la Lune, 14.

4ᵉ ARROND.
Orphelinat de Ste-Marie, rue Geoffroy-Lasnier, 3.
Établissement pour de jeunes orphelines, rue des Billettes, 16.
Orphelinat pour filles, rue Poulletier, 7.

5ᵉ ARROND.
Orphelinat St-Étienne du Mont, pour filles, rue Thouin, 11.
—   de la paroisse St-Jacques du Haut-Pas, pour filles, rue St-Jacques, 250.
—   pour filles, rue de l'Épée-de-bois, 5.
—   —   rue d'Enfer, 88.
Maison de Notre-Dame Préservatrice, pour garçons, rue Rataud, 2.
Orphelinat de l'Enfant-Jésus, pour filles, rue des Vignes, 3.

6ᵉ ARROND.
Orphelinat pour filles, rue Notre-Dame des Champs, 31, 33, 35, 37 et 39.
—   pour filles, rue St-Benoît, 14.
—   des Enfants de la Providence, pour filles, rue du Regard, 13.
—   St-Louis, pour garçons, rue de Sèvres, 67.
Œuvre des Saints-Anges, pour filles, rue de Vaugirard, 183.
Orphelinat St-Charles, pour garçons, rue de Vaugirard, 310.

7ᵉ ARROND.
Orphelinat St-Guillaume, pour filles, rue St-Guillaume, 13.
Maison de la Providence, pour les orphelines, rue Oudinot, 1.
—   pour les orphelins, rue Vanneau, 60.

8ᵉ ARROND.
Orphelinat pour filles, rue de Monceau, 15.
—   pour filles et garçons, rue Malesherbes, 20.

9ᵉ ARROND. { Orphelinat (Institution St-Louis), pour filles, rue de Clichy, 50.

10ᵉ ARROND. {
Orphelinat pour filles, rue Bossuet, 14.
Maison de secours pour les orphelins, rue Bossuet, 12.
Orphelinat pour filles, rue de Lafayette, 190.

11ᵉ ARROND. {
Orphelinat pour filles, rue Oberkampf, 113.
— protestant, pour garçons, rue Richard-Lenoir, 17.
— de Bon-Secours, pour filles et garçons, rue de Charonne, 99.

12ᵉ ARROND. {
Orphelinat pour filles, rue Ruty.
— Rothschild, pour filles et garçons, rue de Lamblardie.
— de la Providence Ste-Marie, pour filles et garçons, rue de Reuilly, 77-79.
— de St-Pierre-et-St-Paul, pour filles, boulevard Soult, 26.

13ᵉ ARROND. {
Orphelinat de St-Casimir, pour filles, rue du Chevaleret, 119.
— pour filles, place Jeanne-d'Arc, 32.
— de la Sallette, pour filles, rue de Gentilly, 26.
— pour filles, rue de la Santé, 29.
— — rue de la Glacière, 25.

14ᵉ ARROND. {
Orphelinat pour filles, rue d'Alésia, 61.
— — rue de la Tombe-Issoire, 81.
— — rue Pernetty, 63.
— — rue de la Voie-Verte, 27.
— — place de la Mairie.

15ᵉ ARROND.
Orphelinat pour filles, rue de Vaugirard, 159.
— St-Vincent de Paul, pour garçons, rue du Chemin du Moulin, 1.
— St-Charles, pour filles et garçons, rue Blomet, 147.
— Alsacien, pour filles et garçons, rue Blomet, 5.
— Alsacien, pour filles, rue Violet, 77.
— pour filles, rue Rouelle, 42.

16ᵉ ARROND.
Orphelinat-ouvroir pour filles, avenue d'Eylau, 105.
— pour filles, rue Raynouard, 60.
— ouvroir pour filles, rue de l'Assomption, 17.
— pour garçons, avenue d'Eylau, 37 bis.
— ouvroir pour filles, rue Boulainvilliers, 15.

17ᵉ ARROND.
Orphelinat pour filles, rue Clairaut, 15.
— — rue Brochant, 28.
— St-Michel, pour filles, rue Gauthey, 43.
— pour filles, rue Jouffroy, 46.
— — rue d'Asnières, 87.

18ᵉ ARROND. | Orphelinat-ouvroir pour filles, rue Durantin, 16.

19ᵉ ARROND.
Orphelinat pour filles, rue de Meaux, 36.
— — rue des Fêtes, 19.

20ᵉ ARROND.
Orphelinat pour filles, rue de Ménilmontant, 113.
— Notre-Dame de la Croix, rue Henri-Chevreau, 6.

De ces établissements, 55 sont tenus par des congréganistes, 6 par des laïques; 6 sont spécialement destinés à des protestants, 1 à des israélites. Plusieurs d'entre eux sont considérables et offrent une réelle importance. On peut citer parmi ces derniers :

L'Œuvre de la Providence Sainte-Marie, rue de Reuilly, dont il a été question, particulièrement à propos des classes du soir, dans le chapitre relatif à l'école. Cette œuvre élève 60 petits orphelins, dont plusieurs, placés en apprentissage, viennent, chaque soir, coucher dans la maison, où ils ont un dortoir spécial, et 120 orphelines, auxquelles elle donne une instruction professionnelle.

L'Orphelinat Saint-Charles, qui élève plus de 230 enfants ; celui de Saint-Vincent de Paul (15me arrond.), 200; celui de la rue Boulainvilliers, 160.

L'Œuvre des Enfants délaissés de la rue Notre-Dame des Champs, la maison de secours de la rue Bossuet, dont les établissements contiennent chacun plus de 100 jeunes orphelins.

On peut évaluer à 4,000 enfants environ la population des 67 orphelinats.

Quant aux établissements similaires existant dans les diverses communes du département de la Seine, ils sont au nombre de 31 et ils se répartissent ainsi qu'il suit :

Antony........ | L'orphelinat dirigé par les Sœurs de Bethléem.

Arcueil........ { L'orphelinat dirigé par des Sœurs de charité.
     —   — par les religieuses Francis-
     caines.

Boulogne...... { Rue des Fossés-St-Denis, un orphelinat-ouvroir,
     œuvre de Quakers.

Bourget (le).... { L'Orphelinat de St-Joseph, pour les jeunes ap-
     prentis verriers.

Charenton..... { Rue de l'Église, la Maison du bon Pasteur.
     Rue de Bordeaux, la Maison de St-Joseph.

Clamart....... { L'orphelinat des Sœurs de St-Charles, pour
     jeunes filles.

Conflans...... { Impasse Conflans, 6, l'orphelinat de l'Œuvre des
     jeunes Économes.

Courbevoie..... { Rue de la Montagne, 1, l'orphelinat dirigé par
     Mlle Laporte.

Drancy .... { L'orphelinat dirigé par les Sœurs de St-Vincent
     de Paul.

Fresnes....... { L'orphelinat dirigé par les Sœurs de St-Vincent
     de Paul.

Gentilly....... { Rue d'Arcueil, 25, l'orphelinat tenu par les
     Sœurs fidèles compagnes de Jésus.

Issy.......... | Grande-Rue, 70, Œuvre de St-Nicolas.

Ivry.......... {
Rue St-Frambourg, 19, l'institution de St-Fram-
     bourg, pour les orphelines.
Maison Huault, rue du Clos de l'Hospice, 3.
     (Sœurs de la divine Providence), apprentissage
     professionnel et instruction d'orphelines et de
     jeunes filles de 10 à 21 ans.
Rue Nationale, 6, l'orphelinat (maison Muller).
Place de l'Église, orphelinat des Sœurs de
     St-André.

Maisons-Alfort. { Grande-Rue, 36. L'orphelinat des Dames de
     St-Joseph de Cluny.

Montrouge..... | L'orphelinat des Sœurs de St-Vincent de Paul.

Nanterre...... {
Rue St-Germain, 18. L'orphelinat de Ste-Gene-
     viève (Sœurs de St-Vincent de Paul).
Rue St-Denis. Maison protestante, asile d'Or-
     phelins de la guerre.

Neuilly........	Boulev. Eugène, 45. Maison de refuge israélite.
Noisy-le-Sec...	Rue de Pantin, 13. Orphelinat dirigé par madame Bassy.
Puteaux.......	Rue de Paris, 91. Orphelinat des Sœurs de St-Vincent de Paul.
Saint-Denis....	Rue de la Fromagerie. Orphelinat-ouvroir (Sœurs de St-Charles). Place aux Gueldres. Orphelinat Génin (Sœurs de St-Charles).
Saint-Mandé ...	Rue Mongenot, 21. Orphelinat (Sœurs de St-Vincent de Paul).
Suresnes.......	Rue des Clos, 7. Orphelinat des Sœurs de la Providence.
Vitry.........	Rue Doncy, 14. Orphelinat des Sœurs de l'Immaculée Conception. Orphelinat et internat manufacturier (maison Groult, Sœurs Augustines de Ste-Marie).

Indépendamment des œuvres charitables qui recueillent, abritent, élèvent et instruisent les orphelines, il y en a d'autres qui s'occupent de l'instruction des petites filles en même temps qu'elles leur apprennent un métier. Je veux parler des écoles professionnelles. Un certain nombre d'entre elles reçoivent gratuitement des enfants pauvres. Ce sont, pour les jeunes filles, les écoles professionnelles ci-après désignées :

6ᵉ Arrondissement.	Rue	du Cherche-Midi, 116.
7ᵉ	—	— St-Dominique, 187.
9ᵉ	—	— de Clichy, 50.
10ᵉ	—	— du Faubourg-Poissonnière, 104.
11ᵉ	—	— St-Maur-Popincourt, 214.

11ᵉ Arrondissement.		Rue Servan, 48.
12ᵉ	—	— de Reuilly, 77.
13ᵉ	—	— Vandrezanne, 34.
—	—	— du Chevaleret, 112.
—	—	— Jenner, 30.
—	—	Place Jeanne-d'Arc, 30.
14ᵉ	—	— de Montrouge, 1.
15ᵉ	—	Rue de Vaugirard, 210.
16ᵉ	—	— Boulainvilliers, 15.
18ᵉ	—	— de la Charbonnière, 5.
19ᵉ	—	— de la Villette, 25.
—	—	— de Meaux, 36.
20ᵉ	—	— de la Mare, 24.

Quatorze de ces établissements sont tenus par des congréganistes, quatre par des laïques. Ils reçoivent ensemble près de 1,300 jeunes filles indigentes.

Aux orphelinats proprement dits et aux asiles-écoles professionnels s'ajoutent beaucoup d'établissements d'assistance pour les jeunes filles isolées, abandonnées ou orphelines.

Parmi ces établissements, dont le nombre est considérable et qu'on ne peut indiquer tous, je citerai les suivants :

Vᵉ Arrondissement.

Couvent de la Madeleine tenu par les Dames de Saint-Michel, rue Saint-Jacques, n° 193 (1).

(1) Nous reviendrons sur cette œuvre considérable lorsque nous aborderons l'examen des institutions de patronage.

Maison d'assistance (Sainte-Marie), rue Saint-Jacques, n° 253, tenue par mademoiselle Quillard.

Maison d'assistance tenue par les Sœurs de Saint-Joseph de Cluny, rue d'Ulm, n° 16.

Maison d'assistance des Sœurs de la Sainte-Famille, rue Lhomond, n° 41.

Maison d'assistance de l'Enfant-Jésus, rue Rataud, n° 3.

Couvent, maison de refuge du Bon-Pasteur, rue d'Enfer, n° 71, et avenue de l'Observatoire, n° 38, œuvre importante dont M. La Caze a dit, dans son rapport à la Commission d'enquête pénitentiaire sur le patronage (1), « qu'elle est le type sur « lequel devront se modeler, dans l'avenir, les « institutions de patronage pour les jeunes « filles. »

VIᵉ Arrondissement.

Petite Œuvre de Saint-Sulpice, orphelinat pour jeunes filles adultes, rue Cassette, n° 35.

Asile tenu par les sœurs dites Dames de Saint-Maur, rue des Missions, n° 8.

_____

(1) Juillet 1874. Rapport sur les institutions de patronage fait par M. Louis La Caze, membre de l'Assemblée nationale.

Ouvroir de Notre-Dame de la Miséricorde, rue de Vaugirard, n° 340 (1).

Petit ouvroir de Saint-Vincent de Paul, rue du Cherche-Midi, n° 120. Cette institution a surtout le caractère d'œuvre de correction.

Œuvre de l'Immaculée-Conception, rue Saint-André des Arts, n° 39, recueille à des prix modiques des enfants de 9 à 10 ans et les garde jusqu'à 20 ans.

VIIIe Arrondissement.

Maison de secours tenue par les religieuses dites de la Sagesse, avenue Marbeuf, n° 5.

Maison de refuge pour les jeunes filles sans travail, rue du Rocher, n° 59.

Patronage et internat pour les jeunes filles, tenu par les Sœurs de Saint-Vincent de Paul, rue de Monceau, n° 13.

Asile pour les jeunes Anglaises attirées à Paris par l'espoir d'une place (2). Il est situé avenue Wagram, n° 77.

---

(1) Œuvre méritante qui a une réelle importance au point de vue du patronage des jeunes filles.

Voir au chapitre du Patronage des libérés.

(2) Mission Home and Christian Association for young English Women in Paris.

Œuvre fondée par miss Leigh.

IXᵉ Arrondissement.

Maison d'assistance pour les jeunes filles, rue Chaptal, n° 22.

OEuvre des Sœurs de Marie Auxiliatrice. Refuge pour les jeunes ouvrières et les demoiselles de magasin sans place, rue de la Tour-d'Auvergne, n° 30.

Xᵉ Arrondissement.

Asile Saint-Charles pour les jeunes filles alsaciennes et lorraines, rue Lafayette, n° 190.

OEuvre de Notre-Dame de la Persévérance, asile, à prix modique, pour les jeunes filles ou orphelines employées de commerce et éloignées de leurs familles, rue de Lafayette, n° 23.

Orphelinat de jeunes filles, rue du Terrage, n° 16.

XIIᵉ Arrondissement.

Orphelinat de jeunes ouvrières (ancienne maison Eugène-Napoléon), rue du Faubourg Saint-Antoine, n° 254.

OEuvre du Saint-Cœur de Marie, rue de Picpus, n° 60. École-ouvroir, reçoit les jeunes filles depuis 5 ans jusqu'à 20 ans.

XIII⁰ Arrondissement.

Ouvroir des Sœurs de Saint-Vincent de Paul, rue de la Glacière, n° 20. Cette œuvre recueille des jeunes filles de 12 à 21 ans, et elle les dote à leur majorité.

XIV⁰ Arrondissement.

OEuvre pour le placement dans les maisons d'assistance religieuse des jeunes filles abandonnées. Elle est établie rue du Moulin-de-beurre, n° 3.

Maison de préservation pour des orphelines et des jeunes filles âgées de plus de 12 ans, rue de Vanves, n° 209.

XVI⁰ Arrondissement.

Ouvroir pour les jeunes filles, rue Pauquet, n° 29.

Institution de Notre-Dame des Arts, rue Dufrenoy, n° 18. Elle reçoit gratuitement un certain nombre de jeunes filles dont le père a été écrivain, artiste, etc.

XVII⁰ Arrondissement.

Orphelinat de jeunes filles, rue de Villiers, n° 15.

XVIIIe Arrondissement.

Asile-ouvroir pour des jeunes filles de 7 à 15 ans qui y apprennent l'état de couturière, rue Durantin prolongée, n° 9.

Les ouvroirs proprement dits, c'est-à-dire des œuvres ayant pour but non pas de fournir un asile, mais de procurer du travail à des femmes et à des jeunes filles indigentes, sont très-nombreux : j'en indiquerai un comme exemple : l'ouvroir de la Madeleine, rue Saint-Honoré, n° 247. Il donne du travail aux mères de famille nécessiteuses. Le couvent de Sainte-Anne, tenu à Clichy, rue du Landit, n° 31, par des Sœurs Dominicaines, reçoit des jeunes filles délaissées. On y place des enfants indociles dont les parents payent une pension proportionnée à leurs ressources.

A Montrouge (1), l'OEuvre du patronage des jeunes ouvrières patronne, visite, encourage et récompense les jeunes filles pauvres qui se montrent laborieuses et se conduisent bien.

Bien qu'elle doive, au point de vue méthodique, figurer dans le chapitre consacré aux sociétés de secours mutuels, il importe de mentionner ici

(1) Grande-Rue, 70.

une œuvre qui, sous son titre d'*Association des demoiselles employées dans le commerce*, offre tous les caractères d'une des meilleures institutions de bienfaisance, de protection et de tutelle morale. Soutenue par des souscriptions et reconnue comme établissement d'utilité publique, elle a pour objet d'offrir aux demoiselles employées de commerce, à quelque religion qu'elles appartiennent, la facilité de se réunir les dimanches et jours de fête dans la maison de l'œuvre (rue de Vaugirard, n° 106) et de former entre elles, ceci est le point capital de l'œuvre, une société d'assistance mutuelle qui leur assure gratuitement dans la maison le traitement, en cas de maladie, et un asile lorsqu'elles se trouvent sans place. L'œuvre est dirigée par sa fondatrice, sœur Saint-Augustin, Sœur de charité de l'ordre de la Présentation de Tours (1).

Presque tous les établissements qui viennent d'être indiqués sont dirigés ou tenus par des congréganistes.

(1) Avant d'entrer en religion, sœur Saint-Augustin, alors jeune fille, avait été employée de commerce. Elle avait été frappée des dangers auxquels plusieurs de ses compagnes, n'ayant à Paris aucun parent, aucune relation, se trouvaient exposées le dimanche, faute d'une maison de famille.

C'est encore dans ce chapitre qu'il faut indiquer l'œuvre du Patronage des jeunes ouvrières (1) et les asiles que la bienfaisance privée a créés pour les enfants malades ou infirmes. Désignons-en deux : l'un, l'Asile pour les jeunes garçons infirmes et pauvres, ouvert rue Lecourbe, n° 223 (15e arrond.), par les Frères Hospitaliers de Saint-Jean de Dieu, l'autre, la Maison de famille, située rue de Crillon, n° 9 (4e arrond.) où la société des *Amis de l'Enfance* recueille ses protégés ; si l'atelier chôme, les soigne s'ils sont malades et les reçoit pour passer en commun et dans de saines distractions la journée du dimanche.

Complétons ces diverses indications en rappelant que le législateur a édicté deux lois pour la protection de l'enfant. L'une de ces lois, remplaçant des dispositions légales de même nature remontant à 1841, date du 19 mai 1874, et elle a pour objet la réglementation et la surveillance du travail des enfants dans les manufactures ; l'autre, datée du 19 décembre 1874, a pour but de protéger les enfants employés dans les professions ambulantes.

(1) Les comités de cette œuvre fonctionnent dans beaucoup de paroisses.

CHAPITRE VII

L'ASSISTANCE DE L'ADULTE. — LES SECOURS A DOMICILE.

La maladie de l'indigent. — Les bureaux de bienfaisance. — Les règlements de l'administration générale de l'Assistance publique. — Les secours à domicile. — Le recours au Mont-de-piété. — Les œuvres de la bienfaisance privée. — Les secours de la Préfecture de police.

Si la maladie sans complication de misère est lourde à porter avec ses perspectives assombries, que doit-elle être pour le travailleur indigent, seul ou chargé de famille et qu'un mal quelconque condamne au chômage? Dans ce cas, que deviendra-t-il? Et en dehors de la maladie, alors qu'il est éprouvé par la misère, quelles qu'en soient les causes, qui le secourra?

Dans le passé, en de pareilles conjonctures, il n'y avait de possible que le recours à la charité privée, aux curés de paroisses et à l'assistance plus large des établissements religieux. Les communautés distribuaient des médicaments aux malades et du pain aux nécessiteux.

La loi du 19 mars 1793, qui avait pour objet d'organiser en France les secours publics, défendit les distributions de secours dans les rues ou aux portes des maisons. Elle ordonna des souscriptions pour concourir au soulagement des pauvres. La solution pratique, l'institution des bureaux de bienfaisance, restait à trouver. Elle eut lieu en 1796. Une loi du 7 frimaire an V (27 novembre 1796) prescrivit la création des bureaux de bienfaisance, et elle en fixa les attributions. Depuis lors, plusieurs arrêtés ministériels intervinrent sur cette matière (1). Le service des secours à domicile, organisé par les arrêtés du

(1) Arrêté du ministre de l'Intérieur du 18 floréal an IX (28 mai 1801), qui attache des médecins aux bureaux de bienfaisance.

Autre arrêté du 8 vendémiaire an X (30 septembre 1801), qui fixe à 48 pour Paris le nombre de ces bureaux.

Arrêté ministériel du 12 août 1813, réduisant à 12 le nombre des bureaux de bienfaisance, déclarant membres *nés* de ces bureaux les curés et les ministres du culte protestant et des synagogues et créant des visiteurs des pauvres.

Arrêté du ministre de l'Intérieur du 28 octobre 1813, portant qu'il y aura des médecins auprès de chaque bureau de bienfaisance.

Un arrêté ministériel du 24 septembre 1831, portant règlement du service médical de ces établissements.

Un arrêté du gouvernement du 16 fructidor an XI (3 septembre 1803) attribuait aux bureaux de bienfaisance les droits de présentation à des lits dans les hospices, précédemment exercés par les paroisses.

conseil des hospices des 27 novembre 1801 et 17 septembre 1805, comprend le service du traitement des malades à domicile tel qu'il a été réglé par un arrêté du 20 avril 1853, et il fonctionne aujourd'hui, pour Paris, conformément aux dispositions d'un règlement de l'administration générale de l'Assistance publique (1) en date du 20 mars 1860, lequel a été approuvé le 28 juillet de la même année par le préfet de la Seine. A Paris, et il en est de même, dans une certaine mesure, pour les communes du département de la Seine, chaque arrondissement a son bureau de bienfaisance composé :

1° Du maire de l'arrondissement, président né ;

2° Des adjoints, membres nés ;

3° De douze administrateurs ;

4° D'un nombre illimité de commissaires de bienfaisance et de dames de charité ;

5° D'un secrétaire-trésorier.

Des médecins et chirurgiens, des sages-femmes et des sœurs de charité sont attachés à chaque bureau.

Les secours, qui consistent, soit en effets

_____

(1) Cette administration a son siége avenue Victoria, 3.

d'habillement et de coucher, soit en comestibles ou combustibles, soit en argent, et qui comprennent aussi des appareils tels que bandages, jambes de bois, corsets mécaniques, etc., sont accordés aux nécessiteux inscrits et même, dans les cas d'urgence, non inscrits sur le contrôle des indigents. Ils sont délivrés après vérification. Dans sa préoccupation d'être précis et complet. le règlement administratif du 20 mars 1860 donne comme il suit la désignation des malheureux à secourir :

Les aveugles ;

Les paralytiques ;

Les cancéreux ;

Les infirmes (1) ;

Les vieillards ayant atteint l'âge de 64 ans ;

Les blessés ;

Les malades ;

Les femmes en couches ou les nourrices ayant d'autres enfants à soutenir ;

Les enfants abandonnés ;

(1) Cette désignation générale s'applique aux infirmités graves incurables ou de nature à empêcher de travailler et dont le règlement de 1860 donne d'ailleurs la liste dressée par le service médical du bureau central d'admission dans les hospices.

Les orphelins ;

Les ménages ayant, au minimum, à leur charge trois enfants âgés de moins de 14 ans ou deux enfants dont l'un serait infirme ;

Les femmes abandonnées, les veufs ou les veuves se trouvant dans ces mêmes conditions ;

Les veuves ou femmes abandonnées qui sont enceintes et qui ont un jeune enfant ;

Les personnes « *qui se trouvent dans des cas extraordinaires et imprévus.* »

C'est la misère que nous envisageons ici, c'est le malade, l'infirme, l'abandonné *considérés comme indigents* et secourus parce que la maladie ou l'infirmité les privent de la possibilité de travailler. Nous examinerons à part la question du *traitement* et des *soins* à procurer aux malades et aux infirmes.

Le dernier compte moral publié par l'administration hospitalière est applicable à l'année 1869 ; il indique que les dépenses de toutes natures opérées par les bureaux de bienfaisance pour secourir les indigents et qui pour cet exercice s'étaient élevées à la somme de 4,421,978 fr., 71 cent. (1), représentaient l'assistance accordée

_____

(1) Ces dépenses ont été de 4,633,817 fr , 42 cent. pour 1872, de

9

à Paris à 47,291 ménages composés de 125,825 individus.

Les secours mensuels accordés aux indigents figurent dans ces dépenses pour une somme de 2,002,748 fr., 51 cent. se répartissant ainsi :

Secours en aliments et combustibles.....	1,171,785.02
— en objets d'habillement et de coucher.....................	225,273.25
— en argent.....................	605,690.24
TOTAL..........	2,002,748.51

En 1874, les dépenses de cette nature se sont élevées à 3,942,492 fr., 55 cent. Elles avaient été de 3,858,492 fr., 34 cent. en 1873, et de 3,533,992 fr., 37 cent. en 1872.

Par ces renseignements et sous la réserve des nuances de proportions à admettre dans les besoins et l'assistance, on se fera une idée de ce que peuvent être comme importance les secours qui sont accordés aux indigents par les bureaux de bienfaisance des 73 communes des arrondissements de Saint-Denis et de Sceaux.

Avant de passer à l'examen des diverses œuvres de la charité privée pour le secours des pauvres,

4,799,954 fr., 45 cent. pour 1873 et de 5,031,727 fr., 37 cent. pour 1874.

.il convient de remarquer que c'est elle qui, sous la forme de dons, collectes, quêtes et souscriptions, fournit aux bureaux de bienfaisance une notable portion de leurs ressources (1). C'est elle aussi qui procure aux nombreuses associations de charité, dites œuvres paroissiales, groupées sous des appellations différentes autour des paroisses du département de la Seine, les moyens de venir en aide aux malheureux que la bienfaisance individuelle, si active cependant, n'a pas découverts et assistés. C'est d'elle enfin que les congrégations religieuses reçoivent l'appui pécuniaire dont elles ont besoin pour accomplir la mission de bienfaisance qui s'ajoute toujours à toute œuvre de piété, quelle qu'en soit la nature.

Le recours au mont de piété est la première étape sur le chemin de la misère. Cette institution qui, moyennant le dépôt d'un gage qu'elle se réserve de vendre si elle n'est pas remboursée à l'époque convenue, prête de l'argent à des nécessiteux de tous ordres, a, ce qu'on ignore trop, le ca-

---

(1) Les recettes de ce genre se sont élevées à Paris, en 1869, à plus de 1,200,000 fr. Elles ont été de 1,180,159 fr.,78 cent. en 1872, de 1,205,591 fr., 54 cent. en 1873, et de 1,182,004 fr., 62 cent. en 1874.

ractère d'une œuvre charitable (1). Ce n'est que par
les bénéfices réalisés à l'occasion de prêts d'une
certaine importance qu'elle peut arriver à faire à
de pauvres gens des avances pécuniaires sur la
remise de nantissements presque dépourvus de
valeur et dont la garde exige des frais considérables. Elle verse à l'administration hospitalière
ses bonis prescrits et ses bénéfices d'exploitation.

Une institution de bienfaisance privée, dite
OEuvre du mont de piété et dont le siége serait
rue de la Verrerie, n° 99, et rue du Cherche-
Midi, n° 84, s'est donné la généreuse mission de
retirer du mont de piété les vêtements, objets de
de literie, outils déposés en nantissement par des
pauvres honteux éprouvés par la maladie ou le
chômage. Sauf les cas exceptionnels, la valeur des
dégagements faits pour une seule famille ne dé-
passe pas 20 fr.

En 1862, une société, placée sous le patronage
du Prince Impérial, a été créée en vue de procurer à des ouvriers le moyen d'acheter des outils
ou instruments professionnels. Elle porte le titre

_____

(1) L'administration centrale du mont de piété est située rue des
Francs-Bourgeois, 55, au Marais. Il y a deux succursales : rue
Bonaparte, 16, et rue Servan, 23, et des Bureaux auxiliaires répar-
tis dans les vingt arrondissements de Paris.

de *Société des prêts de l'enfance au travail*, et elle est régie par une commission permanente qui siége à l'hôtel du crédit foncier de France (1).

Ces diverses formes d'assistance s'exercent, avant l'heure du dénuement extrême, alors que l'indigent lutte encore et peut, dans une certaine mesure, dissimuler sa détresse. C'est à cette situation que répondent diverses œuvres spéciales parmi lesquelles on peut citer celle, *dite de la Miséricorde* (2). Cette institution charitable, très-ancienne, a pour programme de venir en aide aux personnes qui, ayant vu de meilleurs jours, répugnent à dévoiler leur misère. D'autres œuvres d'un caractère plus général, recherchent, accueillent, visitent et assistent les indigents. Elles aussi sont nombreuses, et l'on ne peut songer à les énumérer toutes. Quelques désignations, prises au hasard et sans préoccupation de groupement au point de vue religieux, permettront de les faire entrevoir.

Il y a :

La *Société de Saint-Vincent de Paul* (3) divisée

(1) Rue Neuve-des-Capucines, 19.

(2) Siége de l'OEuvre, rue de Poitiers, 9, et rue de Belle-chasse, 60.

(3) Secrétariat général, rue Furstemberg, 6.

en autant de conférences qu'il y a de paroisses et dont le rôle d'assistance est très-considérable. Elle puise ses ressources dans des collectes faites lors des réunions de conférences. Les conférences des paroisses riches adoptent, pour les secourir, les pauvres des paroisses moins favorisées. On peut évaluer à 700,000 fr. les secours annuels distribués à Paris par cette association charitable ;

L'*OEuvre des familles* (1), réunion de dix personnes par chaque famille pauvre à secourir. Cette œuvre est également paroissiale ;

Les *Diaconesses protestantes de paroisses* (2) ;

La *Société de la Providence* (3) qui secourt la vieillesse ;

La *Maison de Bethléem* (4) qui recueille et assiste les filles et femmes délaissées ;

Les *Dizaines* (5), œuvre protestante de même nature que l'œuvre des familles ;

La *Société protestante du travail* (6) instituée pour procurer du travail ou des emplois ;

(1) Rue de la Tour-d'Auvergne, 33.
(2) OEuvre paroissiale.
(3) Rue des Martyrs, 77.
(4) Rue Notre-Dame des Champs, 115.
(5) Président de l'OEuvre, M. Fabre, rue des Petits-Hôtels, 24.
(6) Rue Hauteville, 92.

La *société du travail* (1), même but ;

L'*association protestante de bienfaisance* (2) ;

Les *maisons de secours des sœurs hospitalières, dites Petites-Sœurs des pauvres* (3), œuvre admirable, très-étendue, qui rend de grands services ;

L'*Association catholique de Saint-Joseph* (4) qui procure aux personnes sans place un asile et du travail ;

L'*Association des domestiques, dites Sœurs-Servantes de Marie* (5). Elle procure des places aux domestiques faisant partie de l'association ;

L'*Asile des Sœurs de la Croix* (6) qui assiste et recueille les domestiques sans place et les ouvrières sans travail ;

L'*Œuvre évangelique* (7). Elle reçoit les servantes sans place ;

(1) A la mairie du onzième arrondissement.
(2) Rue de Reuilly, 52, et rue Tournefort, 24.
(3) Maisons :
    Rue d'Anjou-St-Honoré, 9.
    Rue Notre-Dame des Champs, 47.
    Rue Philippe-de-Girard, 13.
    Rue St-Jacques, 277.
    Avenue de Breteuil, 62.
    Rue de Picpus, 75.
(4) Rue du Rocher, 59.
(5) Rue Duguay-Trouin, 7.
(6) Rue du Cherche-Midi, 138.
(7) Rue Legendre, 85.

L'OEuvre allemande de Sainte-Rosalie (1) qui assiste les familles indigentes allemandes ;

L'OEuvre de la Sainte-Famille (2) qui secourt les Italiens ;

Les *OEuvres dites du Vestiaire* (3) ;

La *Société de bienfaisance des jeunes gens de l'église réformée* (4) ;

La Société du sou protestant (5) ;

La Caisse des loyers (6) ;

La Société philanthropique (7) ;

L'OEuvre des fourneaux (8) ;

(1) Rue Corvisart, 17.

(2) Directeur de l'OEuvre, rue de Monceau, 64.

(3) Il y en a dans beaucoup de paroisses. Une OEuvre spéciale existe boulevard Malesherbes, 144 ; une autre rue Laugier.

(4) Distribution de secours en nature : rue des Écuries-d'Artois, 39.

(5) Rue des Batignollaises, 7.

(6) OEuvre paroissiale et des conférences de St-Vincent de Paul. Il y a aussi pour cet objet une œuvre protestante dite *des Maisons à loyers réduits :*

    Rue de Lauriston, 35.

    — de Reuilly, 48.

    — Tournefort, 24.

(7) Distribution d'aliments, rue du Grand-Chantier, 12, et rue d'Orléans-St-Honoré, 17.

(8) Fourneaux économiques ; rations à 0,05 et à 10 cent. Ces fourneaux sont établis dans chaque quartier.

« L'œuvre des fourneaux dépendant de la société de St-Vincent de Paul a délivré, en 1874, 1,788,165 portions.

L'Œuvre de patronage pour les aliénés convalescents (1). (Secours à domicile.)

Société des amis des pauvres. Elle soutient des indigents qui n'ont besoin que de secours temporaires (2).

Mentionnons aussi comme une des formes de l'assistance de l'adulte, la *Maison Saint-Charles* (3) qui s'occupe du placement des domestiques (femmes).

J'indique à part, en raison de leur caractère particulier, les œuvres d'assistance d'Alsace-Lorraine :

La Société de protection pour les Alsaciens et Lorrains demeurés Français (4).

Cette société, qui s'est donné la mission de venir en aide aux Français originaires des territoires enlevés à la France par le traité de 1871, comprend dans son œuvre la création, en Algérie, d'un ou plusieurs centres de population pour les Alsaciens-Lorrains.

Elle a fondé un orphelinat au Vésinet (Seine-et-Oise).

(1) Rue du Théâtre, 52. Grenelle-Paris.
(2) Rue Tournefort, 19.
(3) Rue Lafayette, 190.
(4) Rue de Provence, 9.

Du 1er juillet 1872 au 30 avril 1875, les dépenses de cette société en subventions à des comités de provinces, secours en argent, frais de placement, de transport, de logement, de nourriture, de vestiaire, etc., se sont élevées à la somme de 1,894,597 fr., 01 centime.

L'*Association générale d'Alsaciens-Lorrains* (1).

Cette œuvre a procuré, en 1875, du travail à 2,928 personnes, patroné 340 enfants et distribué en secours 18,812 fr., 05 cent.

Au cours de son action, la Préfecture de police, qui touche à tant de misères, rencontre notamment en matière d'expulsion, faute de paiement de loyers, des infortunes extrêmes dont l'assistance ne peut être différée. Administration de surveillance et de répression par ses apparences, administration de protection par le fait, il lui faut, dans des cas nombreux et urgents qui s'imposent à son intervention, faire acte de charité. Ses dépenses pour cet objet dépassent annuellement 50,000 francs.

(1) Boulevard Magenta, 46.

CHAPITRE VIII

LE TRAITEMENT DES MALADES PAUVRES A DOMICILE. —
L'HOPITAL. — L'ASILE DE TRAITEMENT
POUR LES ALIÉNÉS.

La maladie de l'indigent nécessitant son admission à l'hôpital. —
Les consultations au bureau central et dans les hôpitaux. —
Le service médical de nuit à domicile. — Les médecins des
hôpitaux. — Les hôpitaux. — La maison municipale de santé.
— Les hôpitaux de la banlieue. — Les asiles de traitement
fondés par la bienfaisance. — La visite des malades pauvres. —
Les garde-malades des pauvres. — Les aliénés. — Des place-
ments volontaires et des séquestrations d'office. — Sainte-Anne.
— Ville Evrard. — Vaucluse. — Les asiles départemen-
taux.

Dans le chapitre précédent nous avons vu la
misère parlant plus haut que la souffrance et le
secours en argent ou en objets de première nécessité plus indispensable que les soins du médecin
et le traitement ; voici maintenant le pauvre atteint par la maladie :

S'il n'est pas encore terrassé par elle, il ira con-
sulter le médecin du bureau de bienfaisance (1),

(1) Il existe pour cet objet, dans chaque arrondissement, un local
où le médecin se rend à des jour et heure déterminés.

ou prendre l'avis d'un médecin des hôpitaux.

Le nombre des consultations données à des nécessiteux, inscrits ou non au contrôle des indigents, s'est élevé pour une année aux chiffres
suivants :

	1869	1874
Bureaux de bienfaisance................	347,540	387,542
Bureau central d'administration aux hôpi-taux.	4,123	4,677
Hôpitaux et hospices.............	183,589	174,907
Soit ensemble à.............	535,252	567,126

Dans ces nombres ne sont pas comprises les
consultations spéciales ayant pour objet le traitement de malades (1) soignés sans être admis dans
les hôpitaux, consultations qui sont données dans
les hôpitaux des Enfants malades, Sainte-Eugénie,
et Saint-Louis et qui se répartissent ainsi :

	1869	1874
Hôpital des enfants....................	16,801	37,123
— Sainte-Eugénie......	45,915	39,770
— Saint-Louis............	90,866	85,627
TOTAL	153,582	162,520

Des bains, douches et frictions sont administrés
à ces malades.

(1) Scrofuleux, dartreux, galeux, teigneux, etc.

En dehors de ses consultations proprement dites, le Bureau central donne des soins, sans hospitalisation, pour des maladies diverses. Il a ainsi soigné, en 1869, 17,767 malades et 22,335 en 1874; en moyenne il a délivré 8,028 bandages et autres appareils.

Lorsque la nécessité du traitement est constatée, il y est pourvu soit à domicile, soit à l'hôpital. A domicile, le malade indigent recevra les visites du médecin du bureau de bienfaisance dont les prescriptions seront exécutées par les sœurs de charité. Une commission spéciale détermine la quotité des secours en argent ou en nature qu'il y a lieu d'accorder au malade.

L'administration hospitalière se montre, à juste titre, désireuse de restreindre l'hospitalisation aux cas, encore trop nombreux, où il est absolument indispensable d'y avoir recours. Elle voudrait développer l'institution du traitement à domicile auquel mettent obstacle la mauvaise disposition et l'insuffisance des locaux occupés par les malades indigents et la nécessité de soustraire ceux-ci à des promiscuités gênantes ou dangereuses.

Les comptes publiés par l'Administration hospitalière établissent qu'en 1869, il y eut à Paris 70,703 inscriptions pour admission au traitement à domicile et 73,490 en 1874 ; 13,000 de ces inscriptions s'appliquaient à des cas d'accouchement.

Je dois mentionner ici une mesure dont l'adoption était depuis longtemps demandée par M. le docteur Passant, lequel en avait fait l'objet d'importants travaux. Il s'agit du *service médical de nuit à domicile* organisé par la Préfecture de police en décembre 1875, à l'aide d'une allocation accordée par le conseil municipal. Dans chaque quartier, les médecins sont invités à déclarer s'ils entendent se rendre aux réquisitions qui leur seront adressées pendant la nuit. Les noms et les domiciles de ceux qui ont fait cette déclaration sont inscrits sur un tableau affiché dans le poste de police du quartier. La personne qui a besoin de requérir un médecin se rend au poste de police et choisit sur le tableau le médecin dont elle désire réclamer les soins. Un gardien de la paix accompagne le requérant au domicile du médecin, suit celui-ci chez le malade et, la visite faite, le reconduit chez lui. Le médecin reçoit un bon d'honoraires de 10 francs, qui est payé par la

Préfecture de police, laquelle, après enquête, réclame au malade le remboursement des honoraires alloués ou les prend définitivement à sa charge.

Lorsque la maladie ou les nécessités du traitement exigent l'admission à l'hôpital du malade indigent, cette admission est opérée sur la production d'un certificat délivré par le médecin du bureau de bienfaisance ou du bureau central. Ce sont les médecins et chirurgiens du bureau central qui examinent les personnes venues pour obtenir leur placement à l'hôpital et qui les dirigent sur les établissements où il existe des lits disponibles.

Les médecins des hôpitaux sont nommés par voie de concours, ce qui assure aux malades traités dans ces établissements les soins des notabilités médicales.

Le nombre des hôpitaux de Paris est de 17, dont 8 hôpitaux généraux destinés au traitement des affections aiguës et 9 hôpitaux spéciaux où sont traitées les maladies d'une nature particulière.

Les hôpitaux généraux sont les suivants :

1° Hôtel-Dieu (1), 530 lits et 32 berceaux. Service des salles : sœurs de Saint-Augustin.

2° Hôpital de la Pitié (2), 709 lits. Service des salles : sœurs de Sainte-Marie.

3° Hôpital de la Charité (3), 504 lits. Service des salles : sœurs de Saint-Augustin.

4° Hôpital Saint-Antoine (4), 594 lits. Service des salles : sœurs de Sainte-Marthe.

5° Hôpital Necker (5), 440 lits. Service des salles : sœurs de Saint-Vincent de Paul.

6° Hôpital Cochin (6), 197 lits. Service des salles : sœurs de Sainte-Marthe.

7° Hôpital Beaujon (7), 416 lits. Service des salles : sœurs de Saint-Augustin.

8° Hôpital Lariboisière (8), 634 lits. Service des salles ; sœurs de Saint-Augustin.

A ces établissements s'est ajouté en 1869 un hôpital temporaire, annexe de l'hôpital de la Cha-

(1) Place du Parvis-Notre-Dame, 4. Il est sur le point d'être remplacé par des constructions qui viennent d'être terminées.

(2) Rue Lacépède, 1.

(3) Rue Jacob, 47.

(4) Rue du Faubourg-St-Antoine, 184.

(5) Rue de Sèvres, 151.

(6) Rue du Faubourg-St-Jacques, 47.

(7) Rue du Faubourg-St-Honoré, 208.

(8) Rue Ambroise-Paré.

rité, établi dans les locaux de l'ancien hospice des incurables femmes, rue de Sèvres et contenant 200 lits.

Quant aux hôpitaux spéciaux, lesquels ont chacun une affectation particulière, ce sont les ci-après :

1° Hôpital Saint-Louis (1), 823 lits. Traitement des maladies de la peau. Service des salles : sœurs de Saint-Augustin.

2° Hôpital du Midi (2), 336 lits. Traitement des maladies vénériennes. Établissement consacré aux hommes.

3° Hôpital de Lourcine (3), 269 lits. Traitement des maladies vénériennes. Etablissement consacré aux femmes. Service des salles : religieuses de la Compassion.

4° Hôpital des enfants (4), 618 lits. Traitement des enfants malades des deux sexes âgés de 2 à 15 ans. Service des salles : sœurs de Saint-Thomas de Villeneuve.

5° Hôpital Sainte-Eugénie (5), 345 lits. Ser-

(1) Rue Bichat, 40 et 42.
(2) Boulevard de Port-Royal, 111.
(3) Rue de Lourcine, 111.
(4) Rue de Sèvres, 149.
(5) Rue de Charenton, 89.

vice des salles : sœurs de Saint-Vincent de
Paul.

6° Hôpital de Berk-sur-Mer (1), 584 lits dont
150 affectés aux malades payants. Traitement des
scrofuleux.

7° Hôpital de Forges-les-Bains (2), 100 lits.
Succursale des hôpitaux d'enfants. Traitement des
scrofuleux.

8° Maison et école d'accouchement (3), 300 lits.
Réception des femmes enceintes se trouvant dans
le neuvième mois de leur grossesse.

9° Hôpital des cliniques (4), 152 lits. Clinique
de chirurgie et d'accouchement.

Indépendamment de ses hôpitaux généraux et
spéciaux, l'Administration hospitalière a institué
pour le traitement des malades non indigents
mais qui ne peuvent se faire soigner chez eux, un
établissement dit Maison municipale de santé (5),
lequel contient 351 lits. On y est reçu et traité

(1) A Berk-sur-Mer (Pas-de-Calais).
(2) A Forges-les-Bains (Seine-et-Oise).
(3) Boulevard Port-Royal, 123.
« Cet établissement est en même temps une école pratique d'accouchement où sont instruites 90 élèves se préparant à exercer la
profession de sage-femme.
(4) Place de l'École-de-Médecine.
(5) Rue du Faubourg-St Denis, 200.

moyennant un prix de journée qui, selon l'importance des localités occupées, varie de 4 à 15 francs.

Je ne mentionne cet établissement que pour ordre. Il convient cependant de remarquer qu'un certain nombre de malades y sont soignés aux frais de personnes ou d'institutions charitables.

En ce qui touche les hôpitaux qui viennent d'être désignés plus haut, ils reçoivent annuellement environ 80,000 malades, chiffre qui représente environ 1,800,000 journées de présence et comme dépenses plus de 6,000,000 de francs.

Nous sommes, on le voit, bien loin de l'époque où l'on rattacha les bâtiments de l'Archevêché au service de l'Hôtel-Dieu afin que les malades ne fussent pas placés plusieurs dans le même lit (1). En 1816, la dépense annuelle et moyenne des hôpitaux de Paris ne s'élevait qu'à 2,300,000 fr. (2).

Bien qu'il ne s'agisse que des hôpitaux de Paris, on devine que par la force des choses, à l'aide de manœuvres pour faire de fausses justifications de domicile et aussi sous la pression de nécessités

(1) Décret de la Convention nationale du 25 brumaire an II (15 novembre 1793).
(2) Rapport au conseil général des hospices (1816).

qui s'imposent, le plus grand nombre des malades de la banlieue de Paris et des communes du département de la Seine arrivent à se faire admettre et traiter dans ces établissements.

Il existe cependant, dans certaines de ces localités, des hôpitaux ou maisons de traitement.

Saint-Denis a un hôpital civil (1).

Saint-Maurice. Il existe dans la maison Nationale de Charenton une salle, dite du canton, où l'on soigne les blessés et les malades indigents du canton.

Sceaux a une infirmerie communale (2).

A côté des œuvres communales et autres pour le traitement des malades pauvres, viennent se placer les institutions de la charité privée et d'assistance religieuse qui poursuivent le même but; citons :

L'hôpital protestant (3) (Œuvre des Diaconesses).

Un autre hôpital protestant (4) pour les malades, (hommes).

(1) Rue de la Boulangerie, 15.
(2) Rue Picpus.
(3) Rue de Reuilly, 95.
(4) Neuilly (Seine), rue Borghèse, 7.

L'hôpital Anglais (1).

L'hôpital Richard Wallace (2) pour des malades anglais des deux sexes.

L'hôpital Polonais (3).

L'hôpital Rotschild (4) pour le traitement des Israélites indigents.

L'hôpital homœopathique (5), dit hôpital Hannemann, qui reçoit des malades indigents.

La Société philanthropique pour le traitement à domicile des malades non inscrits au bureau de bienfaisance (6).

La Société de secours aux malades (7).

Les Œuvres dites des Pauvres malades, et des Saintes-Familles qui existent dans presque toutes les paroisses.

L'Œuvre des pauvres malades des faubourgs (8).

(1) Neuilly (Seine), boulevard Bineau, 35.

(2) Neuilly (Seine), route de la Révolte, 5.

(3) Rue du Chevaleret, 119.

(4) Rue de Picpus, 76.

(5) Rue Laugier, 26.

(6) Rue du Grand-Chantier, 12, et rue d'Orléans-St-Honoré, 17. Ses dispensaires, au nombre de 6, sont situés rue Gaillon, 17 ; rue de Bondy, 5 ; rue de la Roquette, 130 ; rue Lacépède, 15 ; rue de Sèvres, 79 ; rue St-Honoré, 115.

(7) Boulevard de Latour-Maubourg, 2.

(8) S'adresser à la sœur Guillot, communauté des sœurs, rue du

L'OEuvre de la visite des malades pauvres (1).
(Dames auxiliatrices du Purgatoire.)

L'OEuvre de la visite des malades dans les hôpitaux (2).

L'OEuvre des Petites-Sœurs de l'Assomption
garde-malades des pauvres à domicile (3).

L'OEuvre des sœurs du Bon-Secours (4), lesquelles soignent gratuitement les malades indigents; elles font aussi, moyennant salaire, office
de garde-malades.

L'œuvre des garde-malades (5) (sœurs de l'assistance maternelle).

Cette œuvre, spéciale pour les femmes en couches, donne gratuitement son concours aux indigents.

L'institution des garde-malades de Notre-Dame
de Bon-Secours (6) pour soigner les malades à domicile. Le salaire varie suivant la position pécu-

Bac, 140. L'œuvre des pauvres malades a visité 36,560 malades
en 1874. Elle a distribué en secours plus de 150,000 francs.

(1) Rue de la Barouillère, 16.
(2) Rue Notre-Dame des Champs, 39.
(3) Maison-mère, rue Violet, 57. Succursales : rue Monceau, 11;
rue de Provence, 79 ; rue St-Honoré, 288 ; rue des Frères-Her-
bert, 46, à Levallois-Perret.
(4) Rue Charles-Cinq, 12.
(5) Rue Cassini, 3.
(6) Rue Notre-Dame des Champs, 16-20.

niaire des malades ; des soins sont donnés gratuitement aux indigents.

Il reste à examiner une catégorie spéciale de malades qui sont le plus souvent dangereux pour eux-mêmes ou pour autrui : les aliénés et les épileptiques aliénés.

La loi du 30 juin 1838 a réglé les conditions dans lesquelles peut s'opérer la séquestration, aux fins de traitement, des individus atteints d'aliénation mentale. Aux termes des articles 8, 18 et 19 de cette loi, les aliénés sont séquestrés, soit à titre de placement volontaire, c'est-à-dire par les soins et sur la demande de leurs parents ou amis, soit d'office ou d'urgence par ordre de l'autorité publique, et alors que les malades sont atteints d'un trouble mental de nature à compromettre l'ordre public ou la sûreté des personnes.

Les placements volontaires dans les asiles publics d'aliénés du département de la Seine ouverts aux aliénés indigents ou quasi-indigents ont cessé d'être possibles depuis longtemps ; leur suppression qui remonte à plus de vingt ans et qui s'est opérée graduellement, a été motivée par l'accroissement continu de la population des quartiers d'aliénés des hospices de Bicêtre et de la

Salpêtrière, et elle avait pour principal objet d'empêcher l'admission dans ces établissements des aliénés *non dangereux*. Elle a été consacrée, en principe, par un règlement adopté par le Conseil général, dans sa session ordinaire de 1844, sur la proposition du préfet de la Seine et d'après l'avis du Conseil des hospices de Paris. Ce règlement fut prorogé chaque année pour l'année suivante par décisions spéciales du Conseil général jusqu'à l'année 1865, époque à laquelle on n'en fit plus mention. En fait, les placements volontaires ont cessé complétement en 1855, mais depuis 1850 leur nombre avait été tellement réduit que la marche suivie équivalait à une suppression.

La question du danger présenté par les aliénés tenant, dans la plupart des cas, beaucoup moins au caractère violent de la folie qu'au degré de de protection et de surveillance dont ces malades peuvent être l'objet de la part de leur famille, de leurs amis ou de leurs voisins, on aperçoit facilement que la suppression des placements volontaires ne devait avoir d'autre résultat que de mettre la préfecture de police, qui ne pouvait se soustraire à cette obligation, dans la nécessité

d'intervenir au point de vue de l'article 18 de la
loi de 1838 (1) pour la séquestration d'*office* de
tous aliénés dont l'état mental et le défaut de ressources pécuniaires exigeaient le placement dans
un asile public affecté aux malades indigents.

Il ne faudrait pas se hâter de considérer cet
état de choses, qui entraîne l'intervention de police dans tous les cas de cette nature, lesquels
donnent lieu à une enquête préalable, puis à l'envoi de l'aliéné, aux fins d'examen médical, à l'infirmerie spéciale établie près de la maison du
dépôt de la préfecture, comme une aggravation
des embarras douloureux occasionnés par l'appa-
rition de la folie dans une famille pauvre.

La séquestration d'un fou, opérée par des parents, en vertu de l'article 8 de la loi précitée (2),

(1) « A Paris, le préfet de police, et, dans les départements, les
« préfets, ordonneront d'office le placement, dans un établissement
« d'aliénés, de toute personne interdite ou non interdite, dont
« l'état d'aliénation compromettrait l'ordre public ou la sûreté des
« personnes. » (Art. 18.)

(2) « Les chefs ou préposés responsables des établissements
publics et les directeurs des établissements privés et consacrés
aux aliénés ne pourront recevoir une personne atteinte d'aliénation mentale s'il ne leur est remis :

1° « Une demande d'admission contenant les noms, profession,
âge et domicile, tant de la personne qui la formera que de celle
dont le placement sera réclamé, et l'indication du degré de parenté,

et qui est qualifiée placement *volontaire*, est le plus souvent, dans son exécution, pleine de difficultés navrantes. Pour les indigents, elle est subordonnée à l'accomplissement de formalités multiples, à des justifications de domicile de secours. et tout cela fait, au prix de démarches qui suppriment les possibilités de gagner par le travail le pain du jour, il reste encore à vaincre la résistance de l'insensé, à le contraindre matériellement pour l'arracher de son domicile et le conduire dans l'asile. Le cœur saigne à la pensée d'une pareille tâche. Comment s'effectuera le transport alors qu'on manquera des ressources nécessaires pour employer une voiture ? Il y aura le scandale de la rue et des luttes qui provoqueront des interventions bien intentionnées mais funestes.

Le placement d'office (art. 18) par l'autorité publique, dans les conditions qui lui ont été faites

ou, à défaut, de la nature des relations qui existent entre elles......

2° « Un certificat de médecin constatant l'état mental de la personne à placer et indiquant les particularités de sa maladie et la nécessité de faire traiter la personne désignée dans un établissement d'aliénés et de l'y tenir renfermée....

3° « Le passe-port ou toute autre pièce propre à constater l'individualité de la personne à placer..... »

(Des placements volontaires. Titre II, art. 8.)

par la suppression des placements volontaires d'aliénés, d'indigents dans le département de la Seine, impose à la préfecture de police toutes les difficultés, toutes les charges et toutes les responsabilités. C'est elle qui, en recherchant et en utilisant, le plus possible, le concours des parents ou des amis des malades, prend, lorsqu'il le faut, ces derniers à leur domicile et pourvoit aux dépenses de transport en voiture, d'abord à l'infirmerie comme lieu d'examen, puis à l'asile Sainte-Anne si la nécessité de la séquestration a été établie.

Avant 1867, le département de la Seine n'avait pas d'asiles publics pour les aliénés indigents ; il plaçait ces malades dans deux établissements spéciaux relevant de l'administration de l'assistance publique : les hospices de Bicêtre (1) (740 lits) et de la Salpêtrière (2) (1,341 lits). Depuis lors, trois asiles départementaux spéciaux au département de la Seine ont été créés, l'un à Paris, l'asile Sainte-Anne (3) a été ouvert le 1er mai 1867 ; les deux autres, les asiles de Ville-Évrard (4)

---

(1) A Gentilly (Seine).
(2) Boulevard de l'Hôpital, 47.
(3) Rue Cabanis, 1.
(4) A Neuilly-sur-Marne (Seine-et-Oise). Le département de la

et de Vaucluse (1), dont l'ouverture eut lieu, savoir : pour le premier, le 29 janvier 1868, et pour le second, le 23 janvier 1869, sont situés dans le département de Seine-et-Oise. Ces deux établissements, considérés comme annexes et succursales de l'asile Sainte-Anne, sont, au point de vue de l'exécution de la loi du 30 juin 1838, placés sous la juridiction et la surveillance du Préfet de police (Décret du 16 août 1874).

Le nombre des placements d'office d'aliénés dans les asiles du département de la Seine est considérable. On en jugera par les chiffres suivants :

Placements d'office en 1869	....	2,432
—	1870	2,520
—	1871	2,498
—	1872	2,448
—	1873	2,646
—	1874	2,587
—	1875	2,526

Depuis la promulgation de la loi du 30 juin 1838, dans un but d'économie et pour remédier

Seine a créé, à Ville-Evrard, une sorte d'asile privé pour le traitement des aliénés, indépendant de l'asile public, et qui porte le nom de pensionnat départemental. Les aliénés du département de la Seine qui y sont placés par leurs familles peuvent y être traités dans une division spéciale à prix réduit (900 francs par an).

(1) A Épinay-sur-Orge (Seine-et-Oise).

à l'encombrement des établissements publics consacrés aux aliénés, le département de la Seine a
toujours dirigé sur des asiles publics ou privés de
province, notamment sur ceux d'Auch (Gers), de
Bégard (Côtes-du-Nord), d'Évreux (Eure), de Blois
(Loir-et-Cher), de Fains (Meuse), de Clermont
(Oise), de la Roche-Gandon (Mayenne), de Saint-
Alban (Lozère), etc., les aliénés incurables non
visités par leurs familles.

l' enombrement des établissements publics consacrés aux aliénés, le département de la Seine a
pour elle sept mil ... . prévu ...

CHAPITRE IX

LA CONVALESCENCE

La convalescence. — Les asiles de Vincennes et du Vésinet. — La fondation Montyon. — Les diverses œuvres pour l'assistance des convalescents. — Le patronage des aliénés indigents sortis guéris des asiles de traitement.

Le malade est entré dans la période de la convalescence. Trop faible encore pour reprendre le travail, il occupe un lit d'hôpital où il ne saurait rester sans préjudice pour un indigent atteint de maladie et dont il empêche l'admission.

C'est d'ailleurs une règle de l'administration hospitalière que les convalescents ne peuvent être conservés dans les salles de malades (règlement du 4 ventôse, an X, 23 février 1802).

Deux grands asiles de convalescence, l'un pour les hommes, l'autre pour les femmes, ont été créés en 1855 et 1859 :

1° L'asile national de Vincennes (1).

(1) A St-Maurice-Charenton (Seine).

2° L'asile national du Vésinet (1).

Ils reçoivent les convalescents envoyés par les bureaux de bienfaisance et les hôpitaux de Paris et de la Banlieue. On y admet également les ouvriers et ouvrières faisant partie de sociétés de secours mutuels qui ont passé un abonnement avec ces asiles.

En 1869, le nombre des convalescents envoyés dans les asiles de Vincennes et du Vésinet a été de 18,217, dont :

17,682 envoyés par les hôpitaux, et 535 par les bureaux de bienfaisance. Pour 1874, le nombre des envois par les hôpitaux n'a été que de 12,575.

Au moyen des fonds mis à sa disposition par un legs charitable, la fondation Montyon, l'administration de l'assistance publique accorde aux pauvres convalescents sortant des hôpitaux des secours qui toutefois, et sauf décision spéciale du directeur de l'administration hospitalière, n'excèdent pas 20 francs.

L'importance totale de ces secours est annuellement d'environ 100,000 francs.

La charité privée a créé, elle aussi, des mai-

(1) A Croissy (Seine-et-Oise).

sons de convalescence pour les indigents. Ses
œuvres sous ce rapport sont multiples et correspondent à divers besoins. Il y a :

Celle dite *Société de patronage des enfants convalescents*, qui est dirigée par les sœurs de Saint-
Vincent de Paul et qui recueille dans sa maison
de convalescence (1) des enfants pauvres relevant
de maladie : on y reçoit pareillement des adultes
convalescents ;

L'*OEuvre de l'Enfant-Jésus* (2) *pour la convalescence des jeunes filles indigentes ;*

Une œuvre de même nature dite du *Saint-Cœur
de Marie* (3) ;

L'*Asile Gerando* (4) ouvert gratuitement aux
filles-mères convalescentes de 16 à 26 ans. Il est
dirigé par des sœurs de Marie-Joseph. Il s'occupe
du placement de ses protégées lorsqu'elles sont
guéries ;

L'*Ouvroir Sainte-Marie* (5) qui reçoit et assiste
des femmes convalescentes ;

(1) Rue de Sèvres, 67.
(2) Rue Dombasles, 26 ; impasse Eugénie, 5.
(3) Rue Notre-Dame des Champs, 29.
(4) Rue Blomet, 82. V. page 19.
(5) Rue du Théâtre, 52 (Grenelle).

La *Maison protestante de convalescence pour les femmes* (1).

L'ouvroir Sainte-Marie a été créé par l'œuvre de patronage pour les aliénés indigents sortis guéris des asiles publics du département de la Seine, œuvre fondée par M. le docteur Falret père, et qui a été reconnue, en 1849, comme établissement d'utilité publique.

Le but de cette importante institution est défini, ainsi qu'il suit, par son règlement : « Venir en aide aux malheureux qui ont été atteints d'aliénation mentale en les suivant pas à pas dans leur nouvelle existence à la sortie des asiles de traitement ; raffermir par un patronage moral leur raison encore chancelante et les protéger contre les dangers de toute sorte auxquels les expose leur position précaire et tout exceptionnelle ; les défendre contre les mauvaises suggestions de la misère par des secours accordés à propos.... »

L'œuvre distribue des secours à domicile.

Afin d'épuiser nos indications en ce qui touche les asiles de convalescence, rappelons les œuvres de cette nature qui s'appliquent à l'enfance et que

(1) Rue Franklin, 10.

nous avons dû placer dans le chapitre VI (de l'Assistance de l'enfant) :

Société de patronage des enfants convalescents (1).

OEuvre de l'Enfant-Jésus. Refuge et maison de convalescence pour les enfants sortant des hôpitaux (2).

(1) V. page 108.
(2) V. page 108.

CHAPITRE X

L'ASSISTANCE DES VIEILLARDS, DES INFIRMES.
— L'HOSPICE. — L'ASILE. — LE DÉPOT DE MENDICITÉ.

On peut espérer qu'on traversera une période de maladie ou de misère : c'est une crise. Mais la débilité sénile et les infirmités incurables qui durent autant que la vie et qui exigent une sollicitude charitable prolongée, comment l'indigent les supportera-t-il ? Sur ce point encore il est pourvu par la bienfaisance publique et privée.

L'administration de l'assistance accorde des secours spéciaux aux vieillards, aveugles et paralytiques domiciliés à Paris depuis cinq ans au moins et qui sont inscrits sur les contrôles des indigents.

Les aveugles et les paralytiques et les vieillards
âgés de 69 à 79 ans révolus reçoivent 5 francs par
mois, ceux de 79 ans révolus, 8 francs, ceux de
81 ans, 10 francs, ceux âgés de plus de 84 ans,
12 francs. Les secours d'âge se cumulent avec les
secours d'infirmités et avec les secours spéciaux
des bureaux de bienfaisance.

En 1869, ces secours spéciaux se sont étendus
à 6,982 vieillards ou infirmes, et ils ont donné lieu
à une dépense de 491,376 francs.

Indépendamment de ce genre d'assistance, il
y a les secours, dits d'hospice, destinés à remplacer l'admission dans un hospice (1). Ces secours
sont annuellement de 253 francs pour les hommes
et de 195 francs pour les femmes ; il faut, pour
les obtenir, être inscrit, depuis plus d'un an, sur
le contrôle des indigents, avoir plus de 70 ans,
vivre en famille ou tout au moins être logé dans

---

(1) Ces mesures suppléent à l'insuffisance des hospices. Il n'est
pas sans intérêt de rappeler à ce sujet qu'un arrêté du ministre
de l'Intérieur du 18 vendémiaire an X (10 octobre 1801), autorisait
l'allocation d'une pension représentative d'admission aux indigents
qui demanderaient à se retirer des hospices, et qu'une décision du
conseil général des hospices, du 3 messidor an X (2 juillet 1802),
accordait une somme de 150 francs, une fois payée, à toutes les
indigentes de la Salpêtrière, âgées de moins de 60 ans, qui vou-
draient sortir de cet établissement pour n'y plus rentrer.

ses meubles. Le mari et la femme, lorsque leur mariage remonte à plus de dix ans, peuvent toucher l'un et l'autre le secours d'hospice.

On peut évaluer à 1,200 francs par an les secours de cette catégorie et à près de 250,000 francs les dépenses qu'ils occasionnent.

Les hospices pour les vieillards et infirmes indigents sont au nombre de trois :

L'hospice de la Vieillesse (hommes) plus connu sous le nom d'hospice de Bicêtre (1) qui contient 1,628 lits.

L'hospice de la Vieillesse (femmes), dit la Salpêtrière (2). Il dispose de 2,769 lits ; le service est fait par des sœurs de Saint-Vincent de Paul.

L'hospice des Incurables (3) ouvert aux incurables des deux sexes. Il renferme 2,029 lits, et il est comme la Salpêtrière desservi par les religieuses de Saint-Vincent de Paul.

Ces trois établissements renferment une population d'environ 6,000 indigents infirmes, lesquels représentent plus de 2,000,000 de journées de

(1) A Gentilly (Seine).
(2) Boulevard de l'Hôpital, 47 ; à Paris.
(3) A Ivry (Seine).

présence et une dépense de près de 4,000,000 de francs.

Les admissions d'indigents dans les hospices d'incurables et de la vieillesse ont été réglées par un arrêté du Directeur général de l'Administration de l'assistance publique, en date du 27 août 1860. Conformément aux dispositions de cet arrêté, qui a été approuvé par le ministre de l'intérieur, le 6 octobre de la même année, les demandes d'admission dans lesdits hospices sont, pour ce qui touche les lits autres que ceux de fondation, examinées par une commission spéciale. Dans les conditions ordinaires, il faut, pour être admis, avoir atteint l'âge de 70 ans et justifier de son domicile à Paris et de son inscription sur les contrôles d'un bureau de bienfaisance. Toutefois des exceptions sont faites à l'égard, soit des individus âgés de 20 ans accomplis qui sont atteints d'infirmités incurables, soit des octogénaires aveugles, cancérés et épileptiques.

A la suite de ces hospices viennent naturellement se placer les établissements de même nature, maisons de retraite et hospices dont un certain nombre ont été fondés par des personnes charitables et dans lesquels, sauf quelques exceptions, l'admission est subordonnée au versement d'un petit capital où au paiement d'une modeste pension. Ces établissements sont placés sous la direction de l'Administration générale de l'assistance publique.

Il y a 3 maisons de retraite : la maison des Ménages (1) qui reçoit des époux en ménage ou des veufs ou veuves âgés d'au moins 60 ans (1,387 lits) ; la maison de la Rochefoucauld (2) créée pour des personnes des deux sexes, âgées et atteintes d'infirmités (246 lits).

Ces deux établissements sont desservis par des sœurs de Saint-Vincent de Paul.

La maison de Sainte-Périne (3). Elle a la même destination que celle de la Rochefoucauld ; elle contient 296 lits.

Quant aux hospices fondés par des particuliers, ils sont au nombre de quatre, savoir :

La maison Chardon-Lagache (4), qui porte le nom de son fondateur. Elle reçoit des personnes des deux sexes, et contient 179 lits. L'hospice de la

(1) A Issy (Seine), rue du Vivier, 13.
(2) Route d'Orléans, 15 ; au Petit-Montrouge.
(3) Boulevard Ste-Périne, à Auteuil.
(4) Place d'Aguesseau, à Auteuil.

Reconnaissance (1), fondé par M. Michel Brezin pour recevoir des ouvriers pauvres âgés d'au moins 60 ans et de préférence les ouvriers ayant travaillé le fer, la fonte et le cuivre (258 lits).

L'hospice Devillas (2) créé par M. Devillas pour recueillir et soigner des indigents septuagénaires et infirmes des deux sexes (45 lits).

L'hospice Saint-Michel (3) (fondation Boulard). 8 lits pour indigents septuagénaires.

L'asile Lambrechts (4), hospice protestant (80 lits).

L'hospice et maison de retraite de vieillards de Belleville (5), fondation de l'ancienne commune de Belleville, administrée par le bureau de bienfaisance du 20° arrondissement et qui relève de l'administration de l'assistance publique.

Les vieillards et infirmes des communes rurales du département de la Seine ne peuvent faute de place être admis dans les hospices de Paris. Il appartient d'ailleurs aux communes de pourvoir aux soins que réclament ces indigents. C'est l'œuvre

(1) A Garches (Seine-et-Oise).
(2) A Issy (Seine).
(3) Avenue du Bel-Air, 10; à St-Mandé (Seine).
(4) A Courbevoie (Seine), rue de Colombes, 46.
(5) Rue Pelleport, 180 et 182.

de leurs bureaux de bienfaisance qui y pourvoient lorsque la commune n'a pas d'asile pour cet objet en plaçant leurs infirmes indigents isolés comme pensionnaires dans des familles charitables.

A Paris, les œuvres privées ou religieuses qui s'occupent des vieillards indigents et infirmes prêtent un utile concours à l'assistance publique. Suivant l'importance des ressources dont elles disposent, et le caractère de leur fondation qui peut reposer sur une action individuelle et précaire ou bien être le fait d'un groupe charitable laïque ou d'une congrégation religieuse, elles durent ou disparaissent pour être remplacées par d'autres de même nature. Elles sont toujours assez nombreuses.

On en jugera par la liste suivante qui est cependant loin de comprendre tous les établissements de cette catégorie :

Asile de la Providence pour les vieillards, rue des Martyrs, n° 77.

Asile pour les vieillards, rue de l'Épée-de-Bois, n° 5.

Maison de retraite pour vieillards des deux sexes, rue Malesherbes, n° 20. Elle reçoit surtout des femmes âgées qui y sont logées gratuitement.

Maison de retraite de même nature, pour femmes âgées, rue de Belzunce, n° 24.

Asile pour les vieillards, rue Notre-Dame des Champs, n° 45.

Maison de secours pour les femmes âgées, rue Saint-Benoît, n° 14.

Maison de retraite pour des femmes âgées, rue Saint-Guillaume, n° 13.

Asile pour des vieillards ou des infirmes, rue de Monceau, n° 11.

Asile de la Muette pour les vieillards protestants isolés et nécessiteux, rue des Boulets, n° 91.

Asile de Bon-Secours, protestant, pour des vieillards pouvant payer une petite pension, rue de Charonne, n° 99.

Asile de Bon-Repos pour femmes âgées disposant de quelques ressources, rue Blomet, n° 128.

Asile suisse, maison de retraite de vieillards pauvres natifs de Suisse, avenue de Saint-Mandé, n° 31.

L'hospice Polonais, rue du Chevaleret, n° 119.

Maison de secours et de retraite pour vieillards, rue Saint-Maur, n° 64.

Maison de la Providence pour vieillards indigents des deux sexes, rue Lemercier, n° 19.

Asile pour les vieillards, rue de Picpus, n° 75.

Asile pour des vieillards, rue Violet, n° 77.

Asile Saint-Vincent de Paul pour des vieillards, rue Salneuve, n° 19.

Hospice Leprince pour vieillards indigents septuagénaires, rue Saint-Dominique-Saint-Germain, n° 187.

Il existe également dans les communes du département de la Seine des institutions créées par la bienfaisance privée pour la vieillesse indigente.

Certaines d'entre elles ont un caractère local. D'autres ont spécialement pour but l'assistance de la population parisienne.

Elles se répartissent ainsi entre les diverses localités :

Arcueil (Seine), rue des Tournelles, n° 5 ; un asile de vieillards recevant des indigents et des pensionnaires.

Chatillon, rue du Ponceau, n° 24. Maison de refuge pour les sourdes-muettes indigentes.

Dugny, rue Étienne-Blanc, n° 8, un asile de vieillards.

Gentilly, rue du Pont-Neuf, n° 2, une maison de retraite pour femmes âgées ; elle reçoit des indigentes et des pensionnaires.

Issy, rue des Noyers, n° 16, une maison de secours pour vieillards indigents.

Levallois-Perret, place de Villiers, un asile pour les femmes âgées.

Montrouge, passage Monplaisir ; hospice de vieillards incurables.

Nanterre, rue Saint-Denis ; asile protestant pour femmes et filles infirmes.

Neuilly, avenue du Roule, n° 97 ; une maison de retraite pour des vieillards.

Neuilly, avenue du Roule, n° 44 ; asile Sainte-Anne ; une maison de retraite pour des femmes âgées pouvant payer une petite pension.

Neuilly, avenue du Roule, n° 30 ; un hospice pour des filles incurables.

Saint-Denis, à l'hermitage ; un asile de vieillards.

Saint-Denis, l'hôpital situé rue de la Boulangerie et qui compte 88 lits, en attribue 26 aux vieillards indigents.

Saint-Mandé, avenue du Bel-Air, n° 10 ; hospice Saint-Michel ; asile de vieillards.

Saint-Maurice, Grande-Rue. École de la Providence de Saint-Jean Baptiste. Asile pour quelques femmes âgées indigentes.

On doit, pour ne rien omettre et malgré le caractère tout spécial de ces établissements, indiquer, comme rentrant dans la catégorie des institutions de bienfaisance que nous venons de passer en revue, l'Infirmerie Marie-Thérèse (1) qui reçoit les prêtres infirmes, et l'hospice d'Enghien (2) qui a pour destination spéciale de recueillir et de soigner les anciens serviteurs (hommes et femmes) des princes d'Orléans.

Il nous reste à parler des dépôts de mendicité comme lieux d'hospitalité et asiles d'indigents.

L'article 274 du Code pénal dispose que toute personne ayant encouru une condamnation pour mendicité, sera, après l'expiration de sa peine, conduite au dépôt de mendicité.

Mais en dehors des mendiants libérés de condamnation, auxquels la loi pénale impose un asile, il y a, dans les milieux populeux, un grand nombre d'individus que des circonstances diverses, le dénuement absolu, l'affaissement moral ou physique, l'âge mettent dans l'impossibilité de se procurer des moyens d'existence et qui ne se trouvent pas dans des conditions de nature à leur per-

(1) Rue d'Enfer, 90.
(2) Rue de Picpus, 14.

mettre de recourir utilement aux bureaux de
bienfaisance.

Ainsi que je l'ai exposé en détaillant les charges exceptionnelles au point de vue de l'assistance
qui pèsent sur le département de la Seine, il y a
un courant qui porte de la province vers Paris un
très-grand nombre d'indigents, d'infirmes et d'a-
bandonnés. Pour bien montrer de quels éléments
se compose cette foule de misérables dont l'af-
fluence est continue, je ne peux mieux faire que
de reproduire ma déposition sur ce point devant
la commission d'enquête parlementaire sur les
établissements pénitentiaires (1).

« Les arrestations faites annuellement dans le
« département de la Seine pour vagabondage et
« mendicité se sont élevées en 1869 à 16,683....
« Plus de 2,000 des individus arrêtés sous la ru-
« brique *vagabondage* comme étant sans asile et
« sans moyens d'existence, soit qu'on les ait trou-
« vés errants sur la voie publique, soit qu'ils se
« soient remis eux-mêmes entre les mains des
« agents, ne peuvent, à aucun titre, être déférés à
« l'autorité judiciaire. J'ai été pendant douze ans

(1) 4 et 7 juin 1872.

« personnellement appelé à examiner ces indi-
« vidus. En voici la nomenclature prise sur la
« réalité. Ce sont des nécessiteux de toutes sortes
« attirés à Paris par un espoir d'assistance, des
« étrangers pour lesquels il faut demander l'ap-
« pui de leurs légations, des ouvriers sans res-
« sources en quête de travail, des enfants indi-
« gents orphelins trop âgés pour pouvoir obtenir
« la tutelle de l'assistance publique, des décou-
« ragés ou des exaltés arrachés au suicide (ces
« cas offrent les plus grandes difficultés), des
« filles-mères ayant leurs enfants et des filles en-
« ceintes ne pouvant se placer ni travailler, des
« femmes délaissées recherchant leurs maris ou
« leurs familles, des pauvres d'intelligence, im-
« prévoyants, déclassés, venus de tous les points
« de la France, des plaideurs malheureux, récla-
« mants obstinés, voulant personnellement recou-
« rir à l'autorité suprême, des émigrants à rapa-
« trier, des solliciteurs indigents demandant un
« asile, un secours, une place, une pension, des
« inventeurs quasi-aliénés, des gens éperdus ayant
« quitté leur pays, leur famille par un coup de
« tête et en voulant plus retourner en arrière,
« des indigents atteints d'infirmités incurables

12

« venus pour chercher à Paris des secours effi-
« caces ou dont les départements se débarrassent,
« des vieillards sans asile et sans ressources à
« diriger sur un dépôt de mendicité, des ma-
« lades refusés par les hôpitaux, etc.

« Pour toutes les espèces de ce genre qui com-
« portent des investigations d'une certaine durée,
« et que les exigences de la loi sur les flagrants
« délits (1) ne permettent pas à l'administration
« de faire, la justice saisie ne peut poursuivre,
« elle relaxe et la difficulté, écartée un jour, re-
« paraît le lendemain...., il faut pourvoir et c'est
« à l'administration de police qu'il appartient de
« le faire. »

En ce qui touche les vieillards indigents dépourvus de moyens d'existence et dont l'administration de l'assistance ne peut se charger, la seule
mesure à prendre c'est l'envoi, à titre d'hospitalité, dans un dépôt de mendicité. Le département
de la Seine dispose en quelque sorte de deux établissements de ce genre :

La maison de répression de Saint-Denis (2) qui
doit être remplacée dans un temps peu éloigné

(1) 20 mai-1er juin 1863.
(2) Rue de Paris, 92.

par un établissement en voie de construction à Nanterre et le dépôt de mendicité de la Seine, situé à Villers-Cotterets (Aisne).

La maison de répression a un double caractère. Elle est à la fois maison de correction et une sorte de dépôt de mendicité. Lorsque la place manque dans les prisons de Paris, elle reçoit des condamnés des deux sexes à des petites peines pour vagabondage, mendicité et rupture de ban. On y envoie les mendiants libérés de condamnation en attendant l'exécution des mesures dont ils doivent être l'objet. Enfin, on y place, à titre d'hospitalité, soit des vieillards indigents qui n'ont pu être admis dans des hospices et qui préfèrent y rester que d'être dirigés sur le dépôt de mendicité de Villers-Cotterets, afin de ne pas s'éloigner de leurs parents dont ils reçoivent des visites, soit des nécessiteux appartenant aux diverses catégories que j'ai énumérées tout à l'heure, qu'il ne peut être question de rejeter sur le pavé.

C'est à l'aide de ces mesures d'hospitalité, qui constituent une œuvre considérable d'assistance, qu'il est possible de pourvoir, au jour le jour, aux embarras multiples, que chaque jour apporte à une administration de police dans les centres populeux et qui, comme on vient de le voir, prennent à Paris d'énormes proportions.

Les admissions en hospitalité à la maison de répression de Saint-Denis et au dépôt de mendicité de Villers-Cotterets s'élèvent approximativement par an à 1,100.

Les reclus par mesure d'hospitalité obtiennent leur sortie, dès qu'ils la demandent. Ceux du dépôt de mendicité de la Seine peuvent, une fois par semaine, aller se promener dans la forêt qui avoisine le dépôt.

CHAPITRE XI

L'ASSISTANCE JUDICIAIRE.

Tutelles. — Mariage. — Légitimation. — Secrétariat des pauvres. — L'avocat des pauvres. — Assistance judiciaire. — Exemption de droits de timbre et d'enregistrement.

La constitution d'une tutelle, l'établissement ou la rectification d'un acte de l'état civil, l'exercice d'une action judiciaire exigent des démarches, des justifications et des frais que ne peut faire un indigent aux prises avec la recherche ou l'accomplissement du travail quotidien et les difficultés de vivre.

Sur ce terrain encore, l'assistance publique et privée ne lui feront pas défaut.

Les œuvres dites Saintes-Familles établies dans beaucoup de paroisses et les conférences de Saint-Vincent de Paul (1) ont organisé pour cet objet l'œuvre des Tutelles, le Secrétariat des Pauvres et l'œuvre de l'avocat des Pauvres. Il y a là pour

(1) Secrétariat général, rue Furstemberg, 6.

l'indigent, des possibilités de conseils, de direction et de concours qui se complètent par l'assistance de même nature qui lui est toujours accordée par toutes les personnes s'occupant officiellement ou à titre privé, d'œuvres de bienfaisance. Cette assistance est une des formes de la charité, et elle obtient souvent des résultats meilleurs et plus durables que l'aumône pure et simple.

L'œuvre de l'assistance judiciaire (1) s'occupe d'assurer des états civils aux enfants délaissés et de pourvoir de tuteurs les apprentis orphelins.

Une importante institution charitable, qui poursuit un but de moralisation, la société de Saint-François Régis (2) s'est donné pour mission de faciliter, par ses démarches, son concours et son assistance, le mariage civil et religieux des indigents de Paris et la légitimation de leurs enfants naturels. Cette œuvre, respectable et utile entre toutes, a plus de 50 ans d'existence ; elle déploie beaucoup d'activité. On peut évaluer à 1,000 le nombre des mariages annuellement facilités par elle et à 700 celui des légitimations.

(1) Secrétaire de l'œuvre, M. Graux, rue Caumartin, 29.
(2) Rue du Gindre, 3.

La Société de Saint-Vincent de Paul comprend, elle aussi, dans sa gamme d'assistance, la « *réhabilitation des unions illicites.* » Elle a pour cet objet des comités, dits de mariages, qui ont fait régulariser 1,160 de ces unions en 1873 et 1499 en 1874.

L'œuvre protestante des mariages (1), elle aussi, procure gratuitement aux nécessiteux les pièces nécessaires pour le mariage civil et religieux.

D'autres institutions charitables poursuivent accessoirement le même but. Pour n'en citer qu'une, j'indiquerai l'œuvre des pauvres malades (2) qui, en 1874, a fait réaliser 632 mariages et 332 légitimations d'enfants.

Antérieurement à la loi du 10 décembre 1850, loi qui favorise sur ce point l'action des sociétés de Saint-Vincent de Paul et de Saint-François Régis, et des œuvres du même genre, l'administration hospitalière de Paris accordait des secours consistant à rembourser le prix du papier timbré employé pour la délivrance d'actes de l'état civil aux indigents « *qui en avaient besoin* ».

La loi de 1850, édictée, dit son titre, « pour

(1) Rue du Caire, 26.
(2) Rue du Bac, 140.

faciliter le mariage des indigents, la légitimation de leurs enfants naturels et le retrait de ces enfants déposés dans les hospices, » dispose que les pièces nécessaires en pareils cas seront réclamées et réunies par les soins de l'autorité municipale ; que les Procureurs de la République pourront procéder d'office à tous actes d'instruction préalables à la célébration du mariage, comme aussi poursuivre et exécuter tous actes judiciaires ou procédures auxquels il y aurait lieu dans la circonstance. La même loi (art. 4) dispense du paiement de frais d'enregistrement et droits de greffe et de sceau pour les extraits, actes, certificats et jugements et arrêts dont la production est réclamée dans le même but. Elle réduit à 0,30 et 0,50 centimes la taxe des expéditions des actes de l'état civil requises pour le mariage des indigents.

Ces mesures s'appliquent aux personnes qui justifient d'un certificat d'indigence.

Mentionnons également, comme institution poursuivant le même but que la société de Saint-François Régis, l'œuvre évangélique des mariages (1).

_____

(1) Rue St-Denis, 219.

A cet ensemble de dispositions il ne manquait plus que l'assistance à donner à l'indigent dans ses recours aux Tribunaux civils, aux Tribunaux de commerce et aux juges de paix. La loi du 22 janvier 1851 sur l'assistance judiciaire y a pourvu.

« Quiconque demande à jouir de l'assistance judiciaire doit fournir :

1° Un extrait du rôle de ses contributions ou un certificat du percepteur de son domicile, constatant qu'il n'est pas imposé ;

2° Une déclaration attestant qu'il est, à raison de son indigence, dans l'impossibilité d'exercer ses droits en justice, et contenant l'énumération détaillée de ses moyens d'existence quels qu'ils soient. (Art. 10.)

L'assisté est dispensé provisoirement du paiement des frais de timbre, d'enregistrement et de greffe et des sommes dues aux greffiers, aux officiers ministériels et aux avocats pour droits, émoluments et honoraires. (Art. 14.)

En cas de condamnation aux dépens prononcée contre l'adversaire de l'assisté, la taxe comprend tous les droits, frais de toute nature, honoraires et émoluments auxquels l'assisté aurait été tenu, s'il n'y avait pas eu assistance judiciaire. (Art. 17.)

En mentionnant ces exemptions de droits de
timbre et d'enregistrement, il convient d'indiquer
ici, comme dispenses analogues faites dans un but
d'assistance, les dispositions suivantes de l'art. 11
du décret du 26 mars 1852, relatif aux sociétés de
secours mutuels :

« Tous les actes intéressant les sociétés de se-
« cours mutuels sont exempts des droits de timbre
« et d'enregistrement. »

Citons également la loi de 1835 qui exempte des
droits de timbre les registres et livrets à l'usage
des caisses d'épargne et l'art. 11 de la loi du
18 juin 1850, en vertu de laquelle a été créée,
sous la garantie de l'État, une caisse de retraites
ou de rentes viagères pour la vieillesse. Aux termes de cette loi, les certificats, actes de notoriété
et autres pièces exclusivement relatives à l'exécution de ladite loi, seront délivrés gratuitement et
dispensés des droits de timbre et d'enregistrement. Indiquons enfin l'art. 8 de la loi du 24 juin
1851 qui dispense des droits de timbre et d'enregistrement les obligations, reconnaissances et tous
actes concernant l'administration du mont de
piété.

L'assistance judiciaire s'accorde en matière criminelle et correctionnelle. Les prévenus indigents poursuivis à la requête du ministère public et ceux qui sont détenus préventivement obtiennent, s'ils le demandent, un défenseur désigné d'office.

CHAPITRE XII

LES SECOURS DE ROUTE. — LE RAPATRIEMENT.

L'envahissement de Paris par les indigents des départements. — L'escorte de la gendarmerie. — Le passe-port d'indigent. — Les convois civils. — Le chemin de fer. — Les transports gratuits. — Les étrangers à rapatrier. — Les frais de transport d'indigents. — Arrestations. — Individus à rapatrier. — Statistique.

Plus les moyens de transport se sont multipliés et perfectionnés, plus fort a été le mouvement qui porte les ouvriers en chômage, les imprévoyants, les déclassés, les indigents à se diriger de la province sur Paris. Jadis (il y a 50 ans), on reculait devant ce voyage onéreux ou difficile à accomplir. Beaucoup d'individus appartenant aux diverses catégories que je viens d'indiquer s'arrêtaient en voyant se dresser devant eux la perspective, peu attrayante, du rapatriement soit à pied à l'aide du modique secours de route auquel donnait droit le passe-port d'indigent avec itinéraire obligé (0 fr. 15 cent. par 4 kilomètres), soit comme malade ou valétudinaire par les voi-

tures de tous genres, diligences, pataches, car-
rioles et charrettes de l'entreprise des convois
civils et militaires; soit enfin dans des conditions
coercitives, c'est-à-dire : à pied, de brigade en brigade et sous l'escorte de la gendarmerie.

L'établissement des chemins de fer a changé
tout cela. Aujourd'hui on se décide facilement au
voyage. Le wagon est toujours là prêt à partir, le
prix du transport est modique. On y fait face par
la vente de quelque objet ou grâce à une assistance charitable et l'on part. Comment reviendra-
t-on ? Beaucoup de ces voyageurs indigents se
disent qu'il suffira, pour que leur retour s'effectue, de se mettre inertement à la charge d'une
administration de Police.

Ce sont les moyens d'opérer ce rapatriement
qu'il s'agit d'examiner.

L'administration de l'assistance publique accorde pour cet objet des secours prélevés sur les
ressources dont elle dispose au moyen de la fondation Montyon. Les bureaux de bienfaisance assistent aussi les indigents à rapatrier.

Le rapatriement est également une des formes
de l'assistance que procurent les sociétés de patronage pour les détenus libérés.

Toutes les œuvres de charité rencontrent d'ailleurs dans leur action cette nécessité de replacer des infortunés dans le milieu d'origine et de famille d'où ils se sont inconsidérément éloignés : celui-ci à la recherche d'un travail, d'un emploi qu'il n'a pas trouvé; cet autre pour une tentative plus ou moins ambitieuse qui n'a pas réussi ; cette fille pour cacher sa honte. Beaucoup de ces œuvres obtiennent de la bienfaisance des administrations de chemins de fer, parfois des transports gratuits, le plus souvent des réductions de demi-place. Cette dernière faveur s'accorde généralement aux porteurs de passe-ports d'indigents.

En dehors des cas où le rapatriement est opéré ou facilité par des institutions de charité à la charge desquelles se trouvent les indigents que des circonstances diverses amènent accessoirement à renvoyer dans leurs pays ou leurs familles, il y a ceux où le rapatriement est la seule mesure d'assistance qui soit demandée. On n'en est pas encore au dénuement absolu; mais il s'approche, et, pour s'y soustraire, il faut partir et aller retrouver ceux dont la parenté et l'affection provoqueront le secours.

Le rapatriement d'un homme valide, s'il est laborieux, peut à la rigueur s'effectuer à pied à l'aide d'un secours de route et des chances de travail qu'il peut trouver en chemin. Mais il n'en est pas de même pour les femmes. Aussi existe-t-il à Paris, depuis 30 ans, une société de patronage pour le renvoi dans leurs familles des jeunes filles sans place et des femmes délaissées (1).

Cette œuvre reçoit et examine les recommandations qui lui sont adressées en faveur des personnes à rapatrier, et s'il y a lieu elle se charge de toutes les démarches nécessaires pour faciliter le départ et des frais de voyage.

Il reste une dernière catégorie de pauvres gens sans pain, sans gîte qu'il ne peut être question de poursuivre judiciairement comme vagabonds, qui ne sauraient utilement recourir aux œuvres de la bienfaisance publique ou privée, à l'égard desquels une mesure d'hospitalité par l'envoi dans la maison de répression de Saint-Denis ou au dépôt de mendicité serait impraticable et n'apporterait aucun secours et qui ne peuvent être aidés efficacement que par leur transport dans leur pays, auprès de parents ou d'amis, disposés à les assister.

(1) Rue St-Roch, 8.

Ce sont : des rapatriés venant de l'étranger, débarqués dans un port français et que l'autorité municipale du lieu a le plus souvent, par voie d'expédient, dirigés sur Paris, des convalescents, des phthisiques venus de partout pour se faire soigner dans les hôpitaux de la capitale, d'où ils sortent, et qu'il faut transporter à leur domicile de secours, des indigents de passage, des nécessiteux arrivés aux dernières limites du dénûment et qui, étrangers au département de la Seine, demandent, sans esprit de retour, à être replacés dans les milieux qu'ils ont eu le tort de quitter et où ils peuvent être recueillis et assistés.

Dans ces diverses conditions, il est procédé d'urgence et après une prompte information au rapatriement, par la délivrance d'une réquisition pour transport en chemin de fer et d'un secours de route en argent dont la quotité est calculée sur le pied de 2 fr. par 24 heures.

Les frais de transport d'indigents sont une charge départementale. Leur remboursement s'effectue en proportion de l'étendue du parcours dans chaque département.

En ce qui touche le département de la Seine et

13

par les motifs que j'ai indiqués, les dépenses de cette nature subissent une augmentation annuelle.

Ces indications rapides sont-elles suffisantes pour faire entrevoir les difficultés que présente la question des rapatriements et le rôle qu'y jouent l'assistance publique et la charité privée ? J'en doute. Il me semble que quelques chiffres auront ici leur utilité. Le nombre total des arrestations faites pour crimes ou délits dans le département de la Seine s'est élevé en 1869 à 32,273. Je passe 1870 et 1871 que nos épreuves nationales et l'insurrection de la Commune ne permettent pas de faire figurer dans une statistique normale.

En 1872 il y a eu 33,668 arrestations pour crimes et délits de droit commun et 34,077 en 1874. Si l'on veut savoir le chemin que nous avons fait sur le terrain, un nombre le dira : vingt ans auparavant, en 1854, les arrestations n'avaient atteint que le chiffre de 19,271. En remontant de vingt ans encore, on trouverait comme nombre d'arrestations pour 1834 : 10,428.

Parmi les individus arrêtés, 21,332 en 1869, 22,722 en 1872, 22,826 en 1873 et 21,085 en 1874

-étaient, par leur origine, étrangers au département de la Seine. Or, sur le total des arrestations, celles pour vagabondage et mendicité figurent en moyenne pour plus de 13,000.

On aperçoit, dès lors, combien est considérable le nombre des individus qui se trouvent sans ressources à Paris et qu'il importe, dans leur intérêt comme dans celui de la sûreté publique, de renvoyer dans leur pays.

L'écueil, et il est grand, c'est que dans les localités dépourvues de procédés d'information rapides, l'obtention facile des moyens de transport pour retourner au gîte n'encourage un genre de vagabondage particulier qu'on ne peut guère, dans ces conditions, frapper d'une sanction pénale et qui sait fort bien exploiter l'assistance philanthropique en matière de rapatriement.

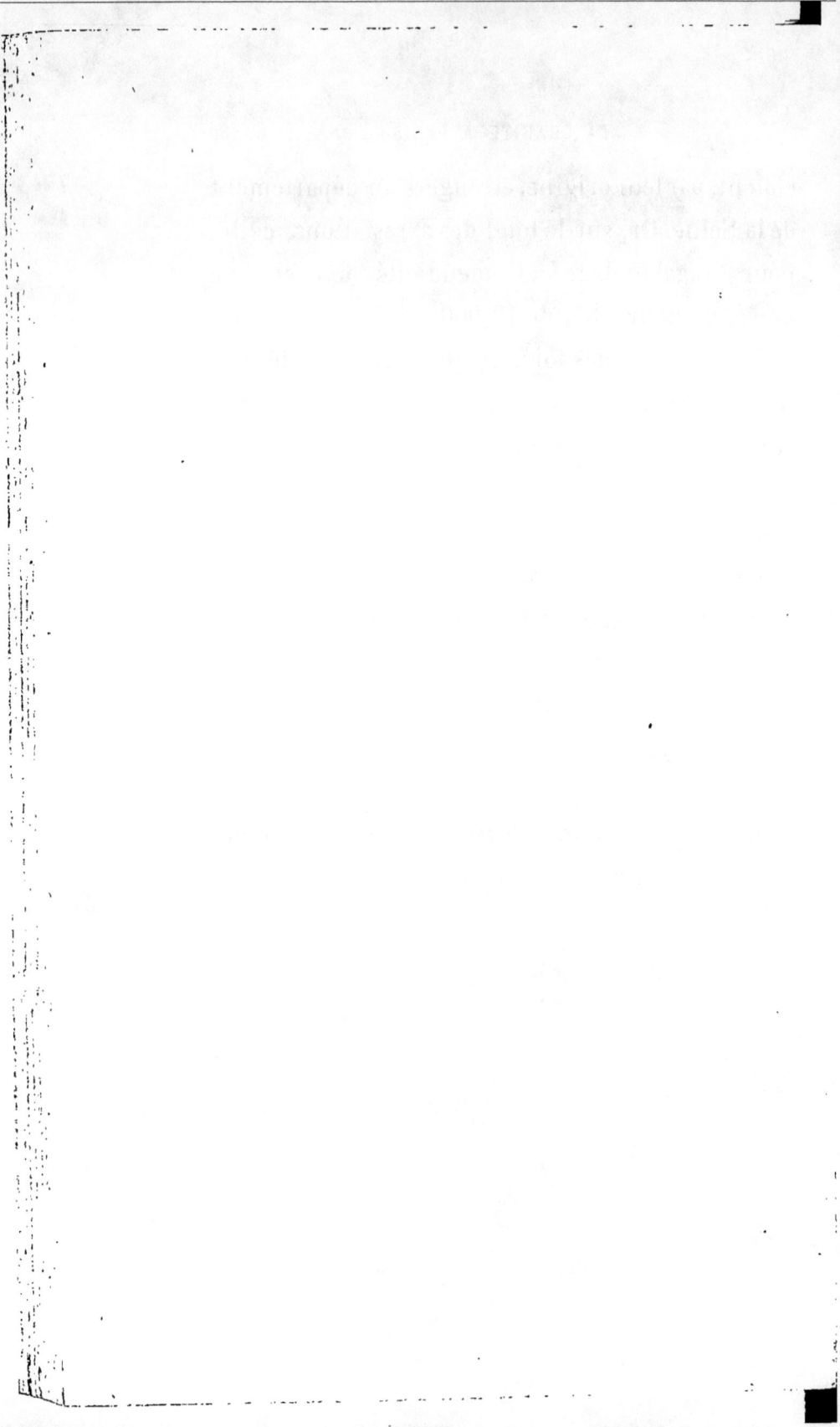

CHAPITRE XIII

LA SOLIDARITÉ DANS L'ASSISTANCE.

L'aumône. — Les sociétés de secours mutuels. — La loi du
15 juillet 1850. — Les sociétés municipales d'assistance mutuelle. — Les associations libres, reconnues ou approuvées. —
Les sociétés professionnelles. — La caisse des retraites. — Les
œuvres de prévoyance. — La caisse d'épargne.

L'aumône est l'expression sommaire et facile de
la charité; ce n'est qu'un acte de secours, toujours louable quoique souvent inefficace par son
insuffisance. Les œuvres d'assistance, individuelles
ou collectives, ont un rôle plus considérable;
elles luttent de mille façons, nous venons de le
constater, contre la misère sous toutes ses formes,
mais ces œuvres, admirables dans leurs efforts pour
secourir, alors que le mal s'est produit, sont généralement impuissantes pour protéger contre
l'infortune à venir. La première des institutions
charitables est donc celle qui, se montrant prévoyante, organise et assure aux conditions les meilleures pour la dignité de l'homme, le soulagement

et l'appui aux jours d'épreuve qu'enfantent le chômage, la maladie et la vieillesse.

A ce point de vue, les institutions de cette nature rentrent étroitement dans le cadre d'examen que nous nous sommes tracé.

La loi du 18 juillet 1850 a réglé les conditions d'existence des associations, *dites de secours mutuels*, qui ont pour but « d'assurer des secours « temporaires aux sociétaires malades, blessés « ou infirmes et de pourvoir aux frais funéraires « des sociétaires. »

Intervenant sur la même question, le décret organique du 26 mars 1852 a admis dans les sociétés de secours mutuels, en dehors des associés participants, des membres honoraires qui payent des cotisations ou font des dons sans participer aux secours. Il a fait reposer sur les ressources provenant des membres honoraires la possibilité pour les associés de l'obtention de pensions de retraite. Il a fixé à 4,50 p. 100 le taux de l'intérêt des fonds que les sociétés versent à la Caisse des dépôts et consignations.

Enfin une dotation de 10 millions portant intérêt à partir du 1er juillet 1853, a été affectée aux sociétés de secours mutuels par décrets des 22 janvier et 27 mars 1852.

Il existe, pour les vingt arrondissements de Paris, 39 sociétés municipales de secours mutuels. 15 datent de 1852, 13 de 1853, 2 de 1854, 1 de 1857, 3 de 1859, 1 de 1860, 1 de 1861, 1 de 1865, 1 de 1866, 1 de 1867.

Ces sociétés se répartissent ainsi par arrondissement :

1er Arrondissement.................	1
2e —	3
3e —	3
4e —	3
5e —	4
6e —	3
7e —	3
8e —	1
9e —	1
10e —	3
11e —	2
12e —	2
13e —	2
14e —	1
15e —	2
16e —	1
17e —	1
18e —	1
19e —	1
20e —	1
TOTAL..............	39

Moyennant une modique cotisation mensuelle qui est de 2 francs pour les hommes et de 1 franc pour les femmes, les associés sont soignés et secourus en cas de maladie et pendant leur convalescence. S'ils succombent, leur convoi a lieu dans des conditions décentes, ils sont accompagnés à leur dernière demeure par une députation de sociétaires, et un secours est remis, soit à l'époux survivant, soit aux orphelins ou aux plus proches parents résidant avec l'associé décédé.

Presque toutes les communes du département de la Seine ont une société de secours mutuels communale ou particulière.

Les associations d'assistance mutuelles se divisent en trois catégories : les sociétés *libres*, c'est-à-dire simplement autorisées par les préfets ; les sociétés *reconnues* comme établissements d'utilité publique (loi du 15 juillet 1850 et décret du 14 juin 1851) et les sociétés *approuvées* (décret du 26 mars 1852). On compte par centaines à Paris et dans le département de la Seine, les sociétés libres et reconnues. Il y aurait intérêt à en donner ici une nomenclature complète, mais cela nous entraînerait trop loin. Les sociétés de secours mutuels de même que les institutions de prévoyance, ne se rattachent d'ailleurs à la charité publique et privée, au point de vue qui nous occupe, que par des côtés accessoires et par les avantages que la loi leur concède (1). Si elles doivent méthodiquement figurer dans notre travail, elles ne peuvent y prendre place qu'à l'état de brève indication. Je me bornerai donc, pour ce qui les concerne, à quelques citations qui suffiront pour faire entrevoir les différents groupes sociaux dont elles se composent.

En supprimant les corporations de métiers, la loi de 1791 avait créé l'isolement de l'ouvrier. Il devait chercher à s'y soustraire par le groupement professionnel dans une solidarité d'assistance. Les associations de secours mutuels lui en fournissaient le moyen, aussi vit-on le nombre des sociétés professionnelles se développer rapidement. On en trouve pour tous les corps d'état. Les ouvriers peintres décorateurs (Société de la Parfaite Union) ouvrent la marche en 1801. Viennent

(1) Jouissance d'un local fourni par la commune avec le mobilier nécessaire. Fourniture par la commune des registres et imprimés indispensables pour l'administration et la comptabilité de la société. Exemption des droits de timbre et d'enregistrement pour tous les actes intéressant la Société.

après, en 1807, les ouvriers bonnetiers, puis les corroyeurs, les orfévres-cuilleristes, les typographes, les tapissiers, les tourneurs-refendeurs en bois, les forgerons, charrons, sculpteurs, marbriers, fondeurs en cuivre, bijoutiers en acier, layetiers-emballeurs, serruriers-mécaniciens, doreurs sur métaux, anciens compagnons charpentiers, stéréotypeurs, imprimeurs sur étoffes, tailleurs, chapeliers, tonneliers, ouvriers en limes, cordonniers, horlogers, potiers d'étain, menuisiers, maréchaux ferrants, cuisiniers, zingueurs, gantiers, cambreurs, tailleurs sur cristaux, couvreurs, carrossiers, paveurs..... J'arrête là cette énumération qui, je le répète, comprend tous les corps d'état et serait interminable.

A côté des sociétés professionnelles et aussi nombreuses, il y a les associations de médecins, d'écrivains, d'artistes, d'employés, de coreligionnaires, de compatriotes; celles d'anciens condisciples ou compagnons d'armes, les sociétés de francs-maçons, de philanthropes, etc.

Certaines de ces sociétés ont des désignations humanitaires, telles que celles-ci : miroir des vertus; l'âge mûr; les amis du bienfait; bon accord; sympathique humanité; des amis bienfaisants; des charmes de la bienfaisance; des bons humains; de l'accord sincère; des vrais amis réunis; des amis fidèles; de la vraie humanité, etc. La collection est aussi complète que possible et aucune lacune ne doit exister en matière d'association d'assistance. On en jugera par ce dernier détail : au 1er juillet 1874, en dehors des sociétés *libres* et *reconnues,* il existait, dans le département de la Seine, 211 sociétés de secours mutuels *approuvées,*

dont 39 municipales;

13 communales ;

159 particulières ;

Dans ces chiffres, Paris figure pour 165 sociétés; sa banlieue pour 46.

Il me paraît utile d'insister sur ce point que la plupart des sociétés de secours mutuels et parmi elles les plus considérables comme celles de l'Association des médecins de la Seine ne se bornent pas à l'assistance des sociétaires, mais qu'elles distribuent des secours à des infortunés qui ne font pas partie de l'association et qu'elles constituent à ce titre de véritables œuvres de bienfaisance.

Le décret du 6 mars 1852 disposait (art. 6) que

les sociétés de secours mutuels pourraient *promettre* des pensions de retraite si elles comptaient un nombre suffisant de membres honoraires.

Il n'y avait là qu'une espérance : pour qu'elle devienne une réalité, il fallait attendre la formation d'un fonds de retraite. Un décret du 26 avril 1856 constitua ce fonds au moyen de l'imputation pour cet objet d'une somme de 200,000 francs sur les intérêts disponibles de la dotation des sociétés de secours mutuels. A cette somme, vient s'ajouter celle de 500,000 francs accordée par l'empereur, à l'occasion de la naissance du prince impérial, en faveur des vieillards inscrits comme membres participants dans les sociétés approuvées.

C'est à l'aide de ces ressources, des dons et legs et des cotisations des membres honoraires que peuvent être allouées des pensions de retraites, lesquelles ne sont jamais inférieures à 30 francs ni supérieures au décuple de la cotisation annuelle.

Indépendamment des pensions de retraites de cette nature, les lois des 18 juin 1850, 12 juin 1861, 4 mai 1864 et 20 décembre 1872, ont créé, sous la garantie de l'État, une caisse de retraites

ou rentes viagères pour la vieillesse. Ces retraites
ou rentes ne peuvent dépasser 1,500 francs. Elles
s'obtiennent par des versements qui doivent être,
au minimum, de 5 francs pour les célibataires, de
10 francs pour les déposants mariés.

Les certificats, actes de notoriété et autres pièces
relatives à la constitution de ces rentes sont délivrés gratuitement et dispensés des droits de
timbre et d'enregistrement.

La cotisation mensuelle de la société de secours
mutuels et les versements à la Caisse des retraites
pour la vieillesse sont une des formes de l'emploi
des économies de prévoyance, mais elles ne répondent pas aux besoins d'encouragement et de
garantie qui provoque l'épargne modique et pour
ainsi dire quotidienne.

C'est en vue de ces besoins qu'ont été organi-
sées la Caisse d'épargne et de prévoyance dont le
fonctionnement est réglé par une loi du 5 juin
1835 (1).

La Caisse d'épargne de Paris reçoit des dépôts
de 1 franc. Elle rend à la volonté du déposant

(1) En ce qui touche Paris, cette institution y existe depuis 1818.
Elle fut au début constituée par l'association de vingt-cinq ban-
quiers dont l'apport social individuel était de 1,000 fr.

tout ou partie des sommes qu'il a versées; elle
capitalise les intérêts calculés sur le pied de
3,25 p. 100, et c'est dans l'écart existant entre ce
taux et celui qu'elle reçoit de la Caisse des dépôts
et consignations qu'elle trouve les ressources suffisantes pour couvrir ses frais d'administration et
constituer un fonds de dépôt et de réserve dans
lequel rentrent les sommes provenant de la dé-
chéance trentenaire. La Caisse d'épargne peut
recueillir des souscriptions, dons et legs. Elle
touche annuellement de la ville de Paris une
subvention de 18,000 francs. Ses directeurs, cen-
seurs et administrateurs, remplissent gratuitement
leurs fonctions. Les registres et livrets qu'on y
tient ou délivre sont exempts des droits de timbre.

L'ensemble des sommes versées par un déposant, capital et intérêts, ne peut dépasser 1,000 fr.
Au-dessus de cette limite, l'administration de la
Caisse d'épargne achète sans frais pour le compte
du déposant de la dette inscrite.

Dans sa session de 1875, le Conseil municipal
de Paris a été saisi d'une proposition tendant à
la création à Paris de Caisses d'épargne scolaires.
Il s'agissait de mettre la Caisse d'épargne à la
portée des enfants des écoles; « aussitôt que les

« sous épargnés atteindraient la somme de 1 fr.,
« cette somme serait déposée à la grande Caisse
« d'épargne par l'instituteur. » Le rapporteur de
cette proposition y voyait le moyen de donner à
la jeunesse l'instinct de la prévoyance. « La Caisse
« d'épargne scolaire, ajoutait-il, est pour les en-
« fants pauvres l'apprentissage de l'économie. »

A cela on objecterait qu'une pareille institution dépasserait son but et qu'en voulant encourager l'épargne chez les enfants, on s'exposerait à
développer chez eux des sentiments égoïstes et
cupides.

L'examen de cette proposition a été ajourné.

Les Caisses d'épargne scolaires existent à l'é-
tranger dans beaucoup de pays, en Angleterre, en
Italie, en Espagne, en Hollande et en Suisse.
Elles fonctionnent aussi dans plusieurs villes de
France : Bordeaux, Lyon, Grenoble, Clermont-
Ferrand, le Mans, etc.

CHAPITRE XIV

L'ASSISTANCE DE L'ÉTRANGER.

Les étrangers à Paris. — Leur admission dans les hôpitaux. — La réception de leurs enfants dans les salles d'asile et dans les écoles. — Les secours des légations. — Les sociétés de bienfaisance étrangères. — Les œuvres d'assistance pour les étrangers. — Les sociétés de secours mutuels qu'ils forment entre eux. — Les arrestations d'étrangers. — Leur patronage lorsqu'ils sont détenus.

Paris attire et retient l'étranger, aussi la colonie étrangère y est-elle toujours très-nombreuse. On en jugera par ce fait que les entrées annuelles d'étrangers dans les hôtels, maisons garnies et chambres meublées s'élèvent à près de 140,000. Elles ont été de 120,298 en 1873, de 131,085 en 1874 et de 143,405 en 1875.

Les étrangers sont reçus dans les hôpitaux de Paris dans les mêmes conditions que nos nationaux. Ils sont, pour tous les cas d'urgence, secourus par l'administration de l'assistance publique et par l'assistance privée sans distinction de nationalité. Leurs enfants sont reçus, au même

14

titre que les enfants français, dans les salles d'asile et dans les écoles communales.

Toutefois, les différents groupes étrangers ont créé des institutions de secours qui, rattachées aux légations et entretenues par d'abondantes souscriptions, assurent à leurs compatriotes une assistance efficace suivant la nature de leurs besoins.

Certaines légations s'occupent directement d'assister leurs nationaux. D'autres délèguent ce soin à des sociétés de bienfaisance spéciales parmi lesquelles je citerai :

Le Comité de bienfaisance anglais (1) ;

La Société de bienfaisance austro-hongroise (2) ;

La Société de bienfaisance allemande (3) ;

La Société de bienfaisance italienne (4) ;

La Société de bienfaisance américaine (5) ;

La Société helvétique de bienfaisance (6) ;

L'OEuvre des Flamands (7)..

(1) Rue du Faubourg-St-Honoré, 235.
(2) Rue d'Argenteuil, 8.
(3) Rue de Lille, 78, à la Légation.
(4) Au consulat général d'Italie, rue Miroménil, 19.
(5) Rue de la Paix, 15.
(6) Rue d'Argout, 10.
(7) Rue des Boulets, 102.

Je dois rappeler ici les diverses œuvres charitables fondées pour des étrangers, soit par leurs compatriotes, soit par des institutions religieuses françaises, et que j'ai dû méthodiquement répartir entre les chapitres qui précèdent :

L'Asile pour les jeunes Anglaises (œuvre de miss Leigh (1) ;

L'Hôpital anglais (2) ;

L'Hôpital Richard-Wallace pour les malades anglais des deux sexes (3) ;·

L'Asile suisse, maison de retraite pour des vieillards pauvres natifs de Suisse (4) ;

L'Œuvre allemande de Sainte-Rosalie assiste les familles indigentes allemandes (5).

L'Œuvre Saint-Joseph des Allemands (6) ;

L'Œuvre de la Famille italienne, à Paris (7).

La guerre de 1870 a fait disparaître un certain nombre d'institutions d'assistance pour les étrangers, notamment des œuvres en faveur des domestiques allemandes et anglaises.

(1) V. page 118.
(2) V. page 149.
(3) V. page 149.
(4) V. page 172.
(5) V. page 135.
(6) V. page 109.
(7) V. page 136.

Dans différents lieux de culte, il y a pour les étrangers, et notamment pour les Anglais, les Allemands, les Italiens et les Américains, des services religieux faits par des prêtres ou pasteurs parlant leur langue.

Un groupe de luthériens, dit la Communauté scandinave, et qui est composé de Suédois, Norwégiens et Danois, se réunit une fois par mois pour son culte au temple de la rue Chauchat.

L'émigration polonaise a créé à Paris pour ses nationaux un hôpital-hospice (1), des sociétés de bienfaisance, des écoles et maisons spéciales d'enseignement et une bibliothèque.

L'OEuvre française des Pauvres Malades des Faubourgs (2) a une section polonaise qui s'occupe des pauvres de sa nationalité.

Parmi les associations de secours mutuels figurent des sociétés d'ouvriers belges, suisses, hongrois et flamands.

J'indique, pour ordre et par esprit de méthode, les subsides et secours accordés à des réfugiés étrangers. Ces derniers sont au nombre d'environ 200 à Paris. Ils donnent lieu à une dépense

(1) V. page 149.
(2) V. page 149.

qu'on peut approximativement évaluer à 150,000 francs.

Lorsque des étrangers sont arrêtés à Paris sous l'inculpation de vagabondage ou mendicité ou pour des délits dénués de gravité, ils sont conduits à leurs légations aux fins d'assistance ou de rapatriement.

Les arrestations d'individus de nationalité étrangère s'élèvent en moyenne à 2,200 par an. Ces étrangers à l'égard desquels interviennent soit leurs légations, soit des compatriotes, soit des associations d'assistance, se répartissent, ainsi qu'il suit, pour les années 1869, 1871, 1872, 1873, 1874 et 1875 :

```
1869......  2,569, dont  676   Belges.
                  —      427   Italiens.
                  —      324   Luxembourgeois.
                  —      235   Prussiens.
                  —      226   Suisses.
                  —      136   Anglais.
1871......  1,949, dont  514   Belges.
                  —      143   Italiens.
                  —      124   Luxembourgeois.
                  —      107   Suisses.
                  —       51   Prussiens.
                  —       48   Anglais.
1872......  2,261, dont  750   Belges.
                  —      460   Italiens.
                  —      242   Luxembourgeois.
```

	—		219	Suisses.
	—		161	Prussiens.
	—		115	Anglais.
1873.	....	2,383, dont	787	Belges.
	—		527	Italiens.
	—		355	Allemands.
	—		241	Suisses.
	—		120	Luxembourgeois.
	—		109	Anglais.
1874.	.....	2,015, dont	632	Belges.
	—		476	Italiens.
	—		213	Allemands.
	—		191	Suisses.
	—		177	Luxembourgeois.
	—		80	Anglais.
1875	......	1832, dont	656	Belges.
	—		241	Italiens.
	—		227	Luxembourgeois.
	—		194	Suisses.
	—		164	Allemands.
	—		93	Anglais.

Dans ces chiffres ne figurent pas les arrestations de femmes pour cause de prostitution.

Ces femmes, selon la religion à laquelle elles appartiennent, sont visitées à Saint-Lazare et secourues par les diverses sociétés de patronage catholiques ou par l'œuvre protestante (1).

(1) V. page 215.

CHAPITRE XV

LE PATRONAGE DES DÉTENUS ET DES LIBÉRÉS.

Le patronage. — Ses difficultés. — M. Jules Favre. — M. Bérenger. — Les figurants du patronage. — Les bons patronnés.
— La vente des chaussures, des vêtements, des outils donnés par
le patronage. — Les prisons de la Seine. — Les diverses sociétés
de patronage. — La maison d'asile pour les prévenus acquittés.
— La loi sur le flagrant délit. — Le patronage des libérés adultes.
— Ses résultats. — L'œuvre des prisons.

Au lieu de la sèche énumération à laquelle je
dois me borner à ce sujet, j'aurais voulu mettre
sous les yeux du lecteur le rapport sur les institutions de patronage fait, en 1874, à la commission d'enquête pénitentiaire par M. Louis La Caze,
représentant du département des Basses-Pyrénées ;
mais ces pages éloquentes et chaleureuses ne peuvent ni s'analyser, ni se prêter à de courtes citations. Il faudrait les reproduire entièrement ou
tout au moins, pour leur faire une part suffisante,
donner à ce chapitre un développement qui serait
hors de proportion avec notre cadre (1).

(1) Le rapport dont il s'agit se trouve dans l'Enquête parlementaire sur le régime pénitentiaire. Vol. III, p. 512.

Le patronage des prisonniers est une œuvre religieuse, charitable et d'intérêt social. Il a débuté, au moyen âge, et s'est continué, jusqu'à une époque rapprochée de nous, par l'assistance matérielle, la nourriture des détenus, que, dans beaucoup de localités, on laissait à la charge de la bienfaisance publique ou privée.

Délivré de ce soin, il s'est imposé une tâche plus élevée, celle d'assister le libéré au sortir de la prison, de le tirer de la mauvaise voie, de le recueillir s'il est sans gîte et de lui procurer du travail. De jour en jour, et en prenant sa place dans les préoccupations qui touchent aux questions sociales, le patronage du prisonnier, de même que sa moralisation, par une réforme pénitentiaire, s'est imposé plus fortement aux méditations de l'esprit public. Peu s'en fallut qu'on ne demandât au législateur au cours de la discussion de la loi sur le régime des prisons départementales, de le constituer officiellement par une disposition légale (1).

(1) « Je voudrais, et j'aurai l'honneur de déposer un amendement dans ce sens, que dans chaque arrondissement fût créé un comité de patronage dont le préfet serait président.... »

(M. Jules Favre.)

Malheureusement, comme l'a fait remarquer
M. Bérenger, la charité et le dévouement ne se
décrètent pas (1). L'éminent rapporteur de la loi
pénitentiaire aurait pu ajouter qu'on n'édicte pas
non plus la bonne volonté, la capacité morale,
l'aptitude intellectuelle et physique du patronné.

Le patronage du jeune détenu diffère en principe de celui de l'adulte ; sorte de tutelle administrative, il est pour l'autorité un devoir absolu
dont elle n'a pas le droit de se désintéresser et
pour l'accomplissement duquel elle trouve d'ailleurs un concours puissant dans des œuvres dont
c'est la mission. L'assistance du jeune homme
encore mineur, de la jeune fille, de la femme peut
s'opérer dans des conditions praticables : le mineur encore placé sous le coup des dispositions
des articles 375 et suivants du Code civil qui permettent de le faire détenir par voie de correction
paternelle, subit facilement l'influence de l'autorité, les jeunes filles et les femmes acceptent vo-
lontiers l'intervention dévouée et respectable des
religieuses auxquelles est confié le service péni-

(1) « ...... Croyez-vous que ce soit par décret qu'on improvise
la charité et le dévouement ? »   (M. BÉRENGER, rapporteur.)
Journal officiel du 26 novembre 1873.

tentiaire et qu'elles retrouvent dans les œuvres de patronage ; il est aisé d'ailleurs et fructueux pour elles de les occuper, car toutes sont aptes à des travaux de couture.

La véritable difficulté réside dans le patronage de l'adulte-homme. Patronner ! Mot complexe qui représente toujours une grosse tâche pleine de responsabilité.

On a défini ainsi le mot patronage : « c'est prendre le condamné libéré par la main à sa sortie de la prison cellulaire, l'introduire dans l'atelier où l'attendent les ressources du travail ; là, lui procurer la protection du maître et l'appui des compagnons ; le soutenir et diriger ses premiers pas dans la voie nouvelle qu'on lui a ouverte et ne le quitter que lorsqu'on le voit bien engagé dans cette voie (1). »

La théorie est parfaite pour celui qui n'a pas à l'appliquer et qui se paye de mots. J'ai indiqué tout à l'heure que, dans le plus grand nombre des cas, l'impuissance du patronage tient à l'état moral et physique du libéré. Est-il besoin d'ajouter que, sur le terrain professionnel et au point

(1) M. Humbert, conseiller à la Cour de Rouen. Cité par M. Jules Favre.

de vue pratique, « la *protection du maître* » et
« l'*appui des compagnons* » admirables et certainement efficaces s'ils se produisaient dans ces
conditions, ne peuvent guère s'obtenir et s'exercer
qu'à l'égard d'individualités sympathiques ou in-
téressantes et à l'état d'exception ? La masse des
libérés adultes, j'en écarte même les vicieux in-
corrigibles et les paresseux relaps qui trouvent
leur compte à exploiter la charité philanthropique
et qu'on pourrait appeler les *figurants* du patronage, se compose, pour le plus grand nombre,
d'individus peu développés intellectuellement,
inertes, défiants contre une assistance dont ils
n'aperçoivent ni ne respectent le mobile, impa-
tients de toute tutelle qui gêne leurs instincts, leurs
habitudes et leurs mouvements et sur lesquels le
patronage, qui ne les attire pas, échoue dès sa
première heure.

Sauf, en ce qui touche de rares exceptions qui,
le plus souvent, rencontreraient ou provoque-
raient elles-mêmes les sollicitudes dont elles ont
besoin, les œuvres de patronage de libérés-hommes
sont exposées à de nombreuses déceptions que
leurs statistiques n'avouent pas toujours et qu'elles
doivent chercher à ignorer.

Si décevante que soit une pareille conviction, on ne peut guère se dissimuler que les *bons patronés* parmi les adultes-hommes sont, dans la presque totalité des cas, ceux qui auraient pu se passer du patronage.

Il importe de faire remarquer, en outre, que les libérés-hommes sont mieux que des femmes en état de se tirer d'affaires en sortant de prison et de recourir à l'assistance de parents, d'amis ou d'anciens patrons dont le secours est préférable à celui du patronage ; que leur pécule de réserve sur le produit de leur travail leur forme une masse, ressource précieuse pour le moment de leur libération ; qu'un livret de journalier leur est délivré sans justification d'aptitude professionnelle et les munit, s'ils le veulent, d'un titre de voyage (1) ; que l'autorité de police facilite, au besoin, leur rapatriement et que les libérés valétudinaires ou convalescents peuvent être

_____

(1) Le livret, visé gratuitement par le maire de la commune où travaille l'ouvrier, et dans le ressort de la préfecture de police par le préfet de police, à Lyon, et dans les communes spécifiées dans la loi du 19 juin 1851, par le préfet du Rhône, tient lieu de passe-port à l'intérieur, sous les conditions déterminées par les règlements administratifs.

Art. 9. Loi du 22 juin 1854.

placés, en hospitalité, dans la maison de répression de Saint-Denis.

Lorsque des détenus à libérer n'ont pour se couvrir, en quittant le costume pénal, que des haillons en lambeaux et tels qu'ils doivent créer un scandale, l'Administration les leur remplace par quelques vieux vêtements presque hors de service, car il lui faut éviter l'écueil sur lequel sombre souvent le patronage : la délivrance charitable d'un outil, d'une blouse neuve, d'une paire de chaussures ou d'un bandage demandés pour être vendus immédiatement à vil prix, et faire les frais de quelques libations goguenardes.

Certaines de ces mesures prises avec réserve et sans récidive motivée constituaient avant le patronage et constituent encore de la part de la Préfecture de Police le degré d'assistance pratiquée par elle à l'égard des libérés. Dans ces conditions et en dehors des espèces particulières et saillantes qu'il peut aider, mais qui n'ont d'ailleurs jamais manqué d'assistance puisqu'elles sont forcément signalés à l'Administration lorsqu'il s'agit soit trimestriellement, soit annuellement des propositions de grâces à formuler, le patronage des adultes-hommes, louable comme institution et qu'il faudrait créer s'il n'existait pas, ne fût-ce que pour ne pas offrir l'apparence d'une lacune dans les œuvres d'assistance à l'égard des prisonniers, ne semble pas appelé à prendre un développement considérable.

En insistant sur ce point, je veux surtout expliquer pourquoi, malgré le courant d'opinion qui, de nos jours, favorise le patronage, au point de courir le risque de l'ériger en devoir social vis-à-vis du libéré, et en droit pour celui-ci, les sociétés de patronage de jeunes détenus des deux sexes, de jeunes filles et de femmes libérées se développent et produisent des résultats que sont loin d'atteindre les mêmes institutions relatives aux hommes libérés de condamnations. Nous aurons plus loin occasion de constater ce fait par des chiffres indiscutables.

Les œuvres de patronage pour les libérés ou institutions analogues sont au nombre de 14 dans le département de la Seine. Elles correspondent à neuf prisons ou groupes pénitentiaires (1) re-

(1) Maison de dépôt près la préfecture (maison d'arrêt et de justice, en cas de flagrant délit) ;

Maison d'arrêt et de correction cellulaire (Mazas) ;

Maison de correction cellulaire de la Santé ;

présentant, en fait, trois maisons d'arrêt, trois maisons de justice, six maisons de correction, une d'éducation correctionnelle, une prison, une infirmerie administrative et une sorte de dépôt de mendicité.

On les désigne ainsi qu'il suit :

La Société de patronage pour les jeunes libérés (1).

Elle a été constituée le 26 juin 1833 « pour préserver les jeunes détenus de la récidive et les rendre aux habitudes d'une vie honnête et laborieuse. » Son action se combinait, dans l'origine, avec l'existence du quartier spécial pour les jeunes détenus, existant alors dans la prison des Madelonnettes, aujourd'hui supprimée, et plus tard avec l'organisation de la maison d'éducation correctionnelle pour les jeunes détenus (Petite Roquette). Cette maison, établie de façon à pro-

---

Maison d'arrêt, de justice, de correction, d'éducation correctionnelle. Prison et infirmerie administratives de St-Lazare ;

Maison de justice (Conciergerie) ;

Maison de correction de Ste-Pélagie ;

Maison de dépôt de condamnés (maison de correction) ;

Maison d'éducation correctionnelle (jeunes détenus) ;

Maison de répression de St-Denis (maison de correction et dépôt de mendicité).

(1) Rue de Mézières, 9.

curer aux jeunes détenus l'enseignement religieux, élémentaire et professionnel, est visitée
par les membres de la Société de patronage, lesquels stimulent les enfants au travail, les encou-
ragent dans leurs bonnes résolutions et réclament
pour les placer, soit comme apprentis, soit comme
ouvrier, ceux de ces jeunes détenus qui, après
un temps d'épreuve, donnent des signes d'a-
mendement. L'œuvre dont il s'agit obtenait
d'excellents et nombreux résultats, lorsqu'inter-
vint la loi de 1850, aux termes de laquelle les enfants soumis à la correction, en vertu des art. 66
et 67 du Code pénal, devaient être dirigés sur des
colonies agricoles. Cette dernière mesure, dont
l'exécution n'atteignit tout son développement
qu'en 1865, a été condamnée par l'expérience.
On ne transforme pas en agriculteurs les enfants
de Paris. Elle a entravé, sans les interrompre,
les efforts du patronage qui n'a pas cessé de s'exercer dans des proportions satisfaisantes, et auquel,
il est permis de l'espérer, une loi nouvelle sur les
jeunes détenus (1), préparée par la Commission

---

(1) Le rapporteur de ce projet de loi était M. Voisin, aujour-
d'hui préfet de police. M. V. Bournat, secrétaire général de la

parlementaire d'enquête pénitentiaire, loi dont le projet sera présenté à la Chambre actuelle, ouvrira un large champ d'action.

La Maison d'éducation correctionnelle et la Société de patronage pour les jeunes détenues libérées et abandonnées du département de la Seine (1).

Cette maison, placée sous la direction intérieure des Sœurs de Marie-Joseph (religieuses qui se consacrent au service des prisonniers), a un double caractère : elle est tout à la fois une maison de correction pour les jeune filles placées sous l'application de l'art. 66 du Code pénal (2), et un asile « pour les libérées qui, à leurs premiers pas dans la vie libre, chancellent et se découragent (3). »

La Maison du Bon-Pasteur (4).

Cette œuvre visite la prison de Saint-Lazare ;

Société de patronage des jeunes libérés, faisait partie comme membre adjoint de la commission pénitentiaire.

(1) Rue de Vaugirard, 71.

(2) Lorsque l'accusé aura moins de seize ans, s'il est décidé qu'il a agi sans discernement, il sera acquitté ; mais il sera, suivant les circonstances, remis à ses parents ou conduit dans une maison de correction pour y être élevé et détenu pendant un nombre d'années que le jugement déterminera. (Art. 76.)

(3) Rapport de M. La Caze.

(4) Rue d'Enfer, et avenue de l'Observatoire, 38.

15

elle recueille et ramène à la pratique du bien des
jeunes filles égarées mais repentantes qu'elle reçoit, gratuitement, sur leur propre demande et
qui sont toujours libres de quitter l'établissement.
Les Dames du Bon-Pasteur, auxquelles les sœurs
de Saint-Thomas de Villeneuve prêtent un utile
concours, ne bornent pas leur action aux libérées : elles font de l'assistance et du rapatriement, et, de même que la communauté des
Dames de Saint-Michel dont nous allons parler
bientôt, elles soutiennent et supportent de pauvres femmes de tout âge, impuissantes à se diriger et à se défendre, et qui, sans leur appui, tom-
beraient dans le vice et le vagabondage.

*La Communauté des Dames de Saint-Michel, le
couvent de la Madeleine* (1). L'œuvre, dirigée par des
religieuses de Notre-Dame de Charité du Refuge,
et dont nous venons de faire entrevoir l'importante
mission, est un refuge ouvert à de pauvres petites filles, sans parents et sans ressources, et aussi
à de jeunes filles qui se retirent de l'inconduite ou
en sont retirées par leurs familles. Elle comprend,
en outre, un atelier d'apprentissage de repasseuse

(1) Rue St-Jacques, 193.

ouvert aux enfants pauvres du voisinage, et un quartier de détention par voie de correction paternelle, destiné à suppléer à l'insuffisance, sous ce rapport, des localités de la prison de Saint-Lazare, et à satisfaire les répugnances légitimes des parents qui, tout en voulant punir leur filles, ne peuvent se résigner à leur infliger la flétrissure d'une apparente promiscuité avec le personnel indiscipliné ou malade de la prostitution publique. Aux termes d'un traité récent, le couvent de la Madeleine peut recevoir 120 détenues par application des art. 375 et suivants du Code civil.

L'Ouvroir de Notre-Dame de la Miséricorde; religieuses de l'ordre de Marie-Joseph (1). Cette œuvre fait de l'assistance comme la maison du Bon-Pasteur et le couvent de la Madeleine. Envisagée au point de vue d'un certain nombre de ses assistées, elle a, elle aussi, le caractère d'un orphelinat, et c'est à ce titre qu'ainsi que ces deux établissements, je l'ai fait figurer parmi les asiles d'orphelins. Mais elle est avant tout, c'est la dénomination qu'elle se donne, une OEuvre des prisons. Elle offre, dit-elle, et elle réalise parfaite-

(1) Rue de Vaugirard, 340.

ment son programme, un refuge aux prisonnières libérées qui manifestent le désir de mener
« une vie chrétienne et régulière ». Elle donne
un abri à de jeunes ouvrières que l'abandon et la
misère exposent à toutes sortes de danger.

Pour quiconque a vu de près tous les genres de
misères qui résultent, pour des jeunes filles et
même pour des femmes, de l'abandon, des en-
traînements, de l'absence de frein religieux et
moral et d'enseignement, ces trois dernières œuvres constituent, pour une nuance spéciale de
l'œuvre commune, l'assistance qui convient à
chacune d'elles.

L'ouvroir Notre-Dame de Miséricorde facilite
surtout la transition de la vie de prison à la vie
libre. C'est l'abri, le travail pour le laps de temps
nécessaire et pendant que se poursuit l'effort pour
le relèvement et la moralisation.

Le Bon-Pasteur ne retient pas ses protégées,
mais il les garde plus longtemps que l'ouvroir ;
elles peuvent y rester toujours, si elles le veulent.
Pour beaucoup de ces malheureuses, dont certaines sont phthisiques, dont d'autres sont hors
d'état d'affronter les difficultés de l'existence
sans tomber dans le vice, c'est un asile.

Le couvent de la Madeleine, d'aspect plus austère, étend davantage son action sous ce dernier rapport ; il a, dans son refuge et dans sa classe de *grande persévérance*, des jeunes filles et des femmes déjà âgées qui, après des défaillances de conduite et prises de repentir, de lassitude ou de peur de la vie libre, ne veulent plus quitter le monastère où elles sont entrées volontairement.

A ces œuvres s'est ajoutée depuis quelques années une institution d'une autre nature : l'*OEuvre des libérées de Saint-Lazare* (1), qui s'est donné la mission d'aider les libérées en leur procurant un logement en ville, des vêtements et du travail. Elle a, d'après ses statuts, un double but : fournir aux libérées les moyens de se réhabiliter et « préserver la femme en danger de se perdre ».

L'OEuvre du relèvement de l'Institution des Diaconesses protestantes de Paris (2). Le point de départ de cette œuvre a été la création d'un asile pour les prisonnières qui, à leur sortie de Saint-Lazare, témoignaient le désir de revenir au bien. Elle comprend aujourd'hui, indépendamment de

(1) Siége de la société : mairie du Xe arrondissement. Rue du Faubourg-St-Martin, 72.
(2) Rue de Reuilly, 95.

son refuge pour les repenties, un disciplinaire pour les enfants vicieux ou vagabonds, un quartier d'éducation correctionnelle pour de jeunes protestantes soumises à la correction par jugement (1) et un quartier pour celles de ces enfants qui sont renfermées par voie de correction paternelle. Les Diaconesses ont pour système de restreindre, autant que possible, la durée du séjour que font au refuge leurs patronnées. Elles estiment qu'à la longue « la vie d'établissement débilite l'âme et qu'il lui vaut mieux se fortifier au contrat de la vie ordinaire. » Un bureau de placement attaché à l'œuvre s'occupe de trouver pour les patronnées des places de servantes; on recueille et l'on soigne, en cas de maladie, celles qui se conduisent bien.

L'Œuvre du refuge de Saint-Anne (2). Cette maison, qui est tenue par des Sœurs dominicaines, est un refuge ouvert à toute fille ou femme, qu'elle soit libérée de prison ou affolée de honte et de misère; elle reçoit aussi des jeunes filles de 12 à 14 ans et au-dessus dont l'inconduite et

(1) Art. 66 du Code pénal.
(2) A Clichy-la-Garenne (Seine), rue du Landy, 31.

les mauvais penchants ne peuvent être réprimés par leurs parents.

L'Œuvre protestante à Saint-Lazare (1). Elle visite, exhorte et assiste les détenues de la première et de la deuxième section de Saint-Lazare, c'est-à-dire les condamnées pour faits délictueux et les femmes de mauvaise vie appartenant à la religion protestante et quelle que soit leur nationalité.

L'Œuvre du refuge (2). Cette maison, dont l'ouverture a eu lieu tout récemment, est destinée à remplacer un refuge de même nature qui existait à Neuilly avant le siége ; elle reçoit des femmes sortant de prison ou qui sont désireuses de quitter une vie de désordre.

La Maison de refuge Israélite (3). Établissement d'éducation correctionnelle où sont placées quelques jeunes détenues jugées ou en correction paternelle, et qui renferme, en outre, des orphelines et des jeunes filles dont la conduite a laissé à désirer.

(1) Rue Hauteville, 89.
(2) Bourg-la-Reine (Seine), avenue du Chemin-de-Fer, 5.
(3) Neuilly (Seine), boulevard Eugène, 45.

Il nous reste à énumérer les institutions de patronage pour les libérés (hommes).

Mentionnons d'abord la *Maison d'Asile pour les prévenus acquittés* (1). Les magistrats du petit parquet y envoient les prévenus acquittés. L'asile contient douze lits, dont un, placé dans une chambre à part, est réservé aux femmes. Les assistés, qui sont pour la plupart des vagabonds, ne peuvent séjourner dans la maison d'asile pendant plus de trois jours ; ils y reçoivent des bons de rations à prendre dans le voisinage ; parfois, dans les cas d'absolue nécessité, on leur donne des vêtements.

Ce procédé d'assistance sommaire paraît défier la critique. Il a surtout été imposé à la magistrature de Paris par la loi du 20 mai-1er juin 1863 (2), sur le flagrant délit, laquelle n'admet pas de délai pour la traduction devant le tribunal et qui contraint, dès lors, l'autorité judiciaire à user, comme d'un expédient, de la relaxation du prévenu avec une hospitalité pré-

(1) Rue de Lourcine, 136.
(2) Tout inculpé arrêté en état de flagrant délit pour un fait puni de peines correctionnelles est immédiatement conduit devant le procureur impérial, qui l'interroge et, s'il y a lieu, le traduit sur-le-champ à l'audience du tribunal (art. 1er).

caire dans des cas où l'action de police, justifiée
tout à la fois par l'humanité et l'intérêt de la sûreté publique, pourrait seule intervenir utilement, soit par une mesure d'éloignement du département de la Seine (1), soit par de l'assistance
en vue d'un rapatriement. S'est-on bien rendu
compte que l'hospitalité de la maison d'asile est
le premier pas fait dans la voie qui conduit à la
création des Workhouses, ces caravansérails du
vagabondage ?

Des prévenus, nous passons aux hommes libérés de condamnations.

Deux Sociétés existent pour le patronage de
cette catégorie de libérés :

Une, dont la portée est restreinte comme nombre de patronnés : la *Société de patronage pour les
prisonniers libérés protestants* (2), laquelle a pour
but « d'encourager les libérés qui manifestent
« le désir de bien faire et de les aider à se pro-
« curer des moyens d'existence par le travail. »

Et l'autre, la *Société générale pour le patronage
des libérés adultes* (3).

(1) Application de la loi du 9 juillet 1852.
(2) Rue du Square-Napoléon, 17.
(3) Cette société est provisoirement installée dans un local dépendant du ministère de l'intérieur, rue de Varennes, 78 *bis*.

J'ai exposé plus haut les difficultés considérables que rencontre le patronage des libérés
adultes. Ces difficultés ressortent, sans qu'il soit
besoin de commentaires, des chiffres mêmes du
compte rendu de la Société générale. Je laisserai
de côté celui de la Société de patronage protestante, où d'ailleurs la solidarité religieuse, d'autant plus étroite qu'elle s'exerce dans un groupe
moins nombreux, joue un rôle avec lequel il faudrait compter pour l'appréciation comparative
de son action.

La Société générale, dans son rapport
pour 1874, après avoir établi un compte fi-
nancier où les recettes figurent pour une somme
de 14,459 fr., 10 cent., les dépenses pour loyers,
impressions, publications, déplacements, frais
de personnel, pour 5,314 fr., 60 cent., et l'assistance des patronnés pour 2,830 fr., 60 cent.
seulement, indique, comme chiffre de patronnés, 226, dont 171 sortant des prisons de la Seine
et 55 venant des maisons centrales ou des prisons
départementales.

> Sur ces 226 libérés, dit le rapport, *se sont placés*
> *eux-mêmes*.................................... 31
> Attendaient leur placement au 31 décembre.... 12

Ont été rapatriés.............................. 17

Ont été renvoyés à la Société de patronage des

    protestants............................... 4

Ont disparu................................... 17

Ont été exclus................................ 15
_____
96

Le patronage proprement dit ne s'est donc exercé d'une manière effective qu'à l'égard de 130 individus, ce qui, toute proportion gardée et en tenant compte des libérés venus de province chercher le patronage à Paris, réduirait à 98 les patronnés sortant des prisons de la Seine.

Si l'on fait la part des retranchements que ce nombre doit subir pour les cas où l'action du patronage n'a été acceptée que d'une façon éphémère et décevante, alors qu'on lui opposera le chiffre total des hommes libérés des prisons de la Seine pendant le même laps de temps, 10,000 environ, il faudra bien se résigner à reconnaître, tout en rendant pleine justice aux louables efforts et au zèle charitable d'une pareille institution, que, comme je l'exposais au début de ce chapitre, le patronage des adultes, en dehors des espèces particulières où il se justifie et s'impose, est une œuvre presque vaine. Généralisé et étendu de Paris à la province, ainsi que l'a fait la Société

générale à l'égard des 55 libérés dont il a été
question plus haut et d'un certain nombre de
femmes sortant de maisons centrales ou de prisons de divers départements, il peut constituer
un appel imprudent pour attirer à Paris, dans un
but philanthropique difficile à atteindre, des repris
de justice que l'autorité de police doit, au con-
traire, s'attacher à en écarter.

Ces renseignements donnent la mesure des difficultés et des écueils que toute mission de charité
est exposée à trouver sur son chemin ; ils montrent combien elle exige de persévérance et
d'efforts, et ils font, mieux que de pompeuses
statistiques, ressortir l'importance et le mérite
des diverses œuvres qui viennent être énumérées.

Sur ces institutions plane une œuvre ancienne,
citée par M. La Caze, qui s'est appelée *OEuvre des
Prisons*, puis *Société de l'Assistance*, et qu'il faut
indiquer à part, car, sauf quelques dons de vestiaire et l'allocation, au besoin, de secours à des
parents de prisonniers, elle a surtout pour objet
de provoquer et de développer le sentiment religieux chez les prisonniers. Elle a pour titre ac-
tuel : *Société charitable pour le soulagement des*

prisonniers (1). Elle distribue des livres de prières et elle aide les aumôniers à donner par des chants et des morceaux d'orgue, plus de pompe au service divin célébré dans les prisons.

Cette œuvre s'exerce par l'intermédiaire des aumôniers de prisons auxquelles elle remet chaque mois, sur leurs demandes, les allocations nécessaires.

(1) Trésorière : Mme Des Glajeux, rue de Varenne, 46.

CHAPITRE XVI

LE BUDGET DE LA CHARITÉ.

Du nombre et de l'importance des institutions de charité. — Leur
dépense annuelle. — Des préjugés à l'égard de l'administration
hospitalière. — Le droit des pauvres sur les recettes théâtrales.
— Les ordonnances de 1699 et de 1719. — Le budget de la
charité. — Les quêtes et les loteries. — Leurs inconvénients et
leurs dangers. — La presse et les services qu'elle rend en matière charitable. — La bienfaisance privée et ses nuances. —
Le tronc. — L'armoire à glace. — La supercherie permise. —
La charité.

Deux brèves indications restent à donner pour
en avoir fini avec cette revue rapide des interventions charitables à l'égard de l'indigence ; je veux
parler de l'inhumation gratuite dont la dépense
est comprise dans les frais funéraires des défunts
non indigents (1), et du service de l'*aumônier des
dernières prières* organisé dans les cimetières par
les soins de l'autorité diocésaine.

(1) Une part du produit des concessions de terrains dans les
cimetières de Paris est attribuée à l'administration générale de
l'assistance publique, et figure dans ses recettes. Dans le dernier
compte publié, cette part représente une somme d'environ
250,000 francs.

En examinant successivement, dans leur va-
riété, les misères pour le soulagement desquelles
la charité publique et privée déploie, cela ne
peut être contesté, une sollicitude prévoyante, at-
tentive et efficace, on a besoin de se répéter
qu'aucune existence n'est condamnée à traverser
toutes ces étapes douloureuses et qu'elles représentent, non pas les épreuves d'une seule individualité, mais l'ensemble des infortunes auxquelles est exposée, selon les hasards et les
époques de la vie, l'humanité tout entière. Dans
l'ordre matériel, comme dans l'ordre moral, et
sauf de rares exceptions où, par des causes dont
la Providence a le secret, les catastrophes se
succèdent sans trêve, la vie ne se dépense pas
uniquement en félicités ou en douleurs.

Ce dont j'ai été frappé au cours de cette espèce
de recensement de la bienfaisance, lequel, je le
crains, doit, malgré mes soins, offrir bien des
lacunes, c'est du grand nombre et de l'importance
des institutions d'assistance et de charité. Contraint de les indiquer sommairement, souvent
par leur titre seul, alors que chacune d'elles,
même la plus humble, commande l'admira-
tion et le respect, je me suis pris à regretter de

ne pouvoir les examiner à leur origine, les suivre dans leur développement, les montrer dans leur fonctionnement, exposer les efforts et les sacrifices qu'elles représentent et rendre à leurs auteurs, d'une manière éctatante, le témoignage de reconnaissance qu'ils méritent.

Un pareil travail ne serait pas seulement un acte de justice; il aurait certainement pour résultat de confondre et de désarmer bien des ingratitudes et des rancunes sociales. Espérons qu'il se fera. J'en aurai tout au moins posé les jalons.

Je me suis efforcé d'être sobre de chiffres, et ce n'est qu'incidemment que j'en ai indiqué quelques-uns. En les groupant et en les complétant à l'aide d'un petit nombre de recherches et par des calculs approximatifs, on arriverait, tout en restant sans aucun doute au-dessous de la vérité, à constituer, pour les dépenses annuelles de l'assistance parisienne et de celles des communes du département de la Seine, un total d'environ quarante-six millions.

Dans cette somme les dépenses de l'administration générale de l'assistance publique figurent

16

approximativement pour vingt-cinq millions (1).

Il n'est pas sans intérêt, pour détruire un préjugé très-répandu et très-fortement enraciné, qui consiste à croire que l'administration hospitalière a des revenus supérieurs à ses dépenses, de rappeler que les ressources dont elle dispose (revenus immobiliers et mobiliers, recettes de tous genres), opposées à ses dépenses, font ressortir des déficits annuels qui se sont élevés à 17 millions en 1872 et 1873, et à 20 millions en 1874, et que ces déficits n'ont pu être couverts que par des subventions municipales.

Ces chiffres ressortent d'une lettre écrite par la direction de l'administration générale de l'assistance publique pour répondre à l'accusation bien légèrement portée contre cette administration par un journal qui lui reprochait « d'encaisser des « sommes fabuleuses, d'acheter des propriétés et « de s'enrichir au nom des misères qu'elle ne sou- « lageait qu'à demi (2). »

---

(1) Elles avaient atteint pour 1872, 1873 et 1874, une moyenne de 34,000,000.

Dépenses de 1872...................	35,253,630 fr.
— 1873...................	36,568,347
— 1874...................	30,778,154

(2) Lettre du 1er mars 1876.

Les adversaires de la perception du droit des pauvres (1) en matière de recettes théâtrales, se sont-ils rendus compte de cette situation? Ont-ils songé à ce que la suppression du droit des pauvres ferait peser sur des besoins un impôt de près de deux millions qui n'est, quant à présent, supporté que par des plaisirs.

La perception dont il s'agit s'appuie sur des textes formels. L'ordonnance royale de 1699 qui l'a établie *impose le spectateur*, sur lequel l'impôt charitable a d'ailleurs été perçu directement pendant de longues années. Il y est stipulé que le sixième, attribué à l'hôpital général, sera perçu

(1) Spectacles, bals, concerts, droit des pauvres.

RECETTES EN 1874.

Établissements contrôlés.

Théâtres, expositions diverses................	1,761,407.40
Bals, concerts et cafés-concerts..............	381,147.19

Séances accidentelles.

Représentations dramatiques, concerts, bals, assauts et luttes........................	55,968.81

Établissements abonnés.

Petits spectacles, concerts, cafés-concerts, bals, curiosités diverses, fêtes foraines...........	119,896.59
TOTAL...............	2,318,419.99

Les concerts et cafés-concerts figurent dans ce chiffre pour 259,937 fr.

Établissements contrôlés....................	235,931.26
— abonnés....................	24,005.85
TOTAL...............	259,937.11

« en sus des sommes qu'on perçoit et qu'on per-
« cevra à l'avenir. »

Sur ce même sujet, l'ordonnance contentieuse
du 4 mars 1719 conclut ainsi :

« Ordonne que, conformément, etc., le sixième
et le neuvième continueront à être perçus au profit dudit Hôtel-Dieu et de l'hôpital général, par
augmentation des sommes qu'on recevait avant les-
dites lettres patentes et ordonnances, pour les
places et entrées aux opéras, comédies et autres
spectacles publics qui se jouent à Paris par per-
mission de Sa Majesté, même aux spectacles des
foires, *sans aucune diminution, ni retranchement
sous prétexte de frais, ni autrement.* »

De nos jours, le décret du 6 janvier 1864, tout en
concédant la liberté des théâtres, a expressément
réservé la perception, sur ses anciennes bases, de
la redevance établie au profit des pauvres et des
hospices (art. 2, § 2).

De là viennent les réclamations des directeurs
de théâtre contre l'administration charitable.

Un fait évident, c'est que la plupart des entre-
prises théâtrales sont loin d'être florissantes et que
beaucoup d'entre elles vont, plus ou moins vite, à la
faillite. Est-ce une raison pour s'en prendre au droit

des pauvres ? Est-ce bien lui qui est l'auteur du mal, et ne serait-ce pas plutôt le café chantant d'autrefois, devenu concert et théâtre, qui ruine les vrais théâtres et avec eux tout ce qui, à un degré quelconque, vit de l'exploitation de l'art dramatique ?

Ce qu'il y a de sûr, c'est que le café-concert théâtre, qu'il est pratiquement impossible d'atteindre au même degré que le théâtre proprement dit par l'impôt de charité dont sont frappés les spectacles publics, parce qu'il débite des boissons en même temps que des vaudevilles, et que le cafetier sauve l'*impresario*, exerce, sans compensation au point de vue de l'art, une détestable influence sur les mœurs.

Cela tient à ce que le café-concert théâtre aura toujours, quoi qu'on fasse, le triste privilége de transformer n'importe quels couplets en chanson malsaine, grâce aux sous-entendus d'une interprétation graveleuse à laquelle s'associe le public. Il ne faut pas oublier que, pour le prix d'un bock, il procure, toute proportion gardée, les séductions et presque les promiscuités des coulisses ; que, par plus d'un côté, il tourne au lieu de débauche ; qu'on y va seul, comme au cabaret, au lieu d'aller au spectacle en famille, ainsi qu'on le

faisait autrefois, et qu'on en revient avec des sou-
venirs de clinquant et de poudre de riz qui font
prendre en dédain, j'allais dire en dégoût, la
pauvre ménagère restée à la maison.

Mais revenons à nos chiffres. Déduction faite des
dépenses supportées par l'État en ce qui touche
l'hospice des Quinze-Vingts, les asiles de Vincennes et du Vésinet, et les institutions des
sourds-muets et des jeunes aveugles, etc., des subventions municipales faites à l'administration
hospitalière et des allocations se rattachant au
service des écoles primaires et de l'enseignement,
lesquelles dépassent le chiffre de 9,600,000 fr., on
peut évaluer à vingt millions les libéralités charitables, sous toutes formes, qui défraient les diverses institutions d'assistance et qui constituent
ce qu'on peut appeler le budget de la charité.

Comment, en dehors des legs, dons, donations,
offrandes spontanées et souscriptions provoquées
par l'envoi des circulaires, peut-on arriver à réunir des ressources de cette importance ? Par des
fêtes, des bals, des représentations théâtrales, des
concerts, dont les produits sont consacrés à l'œuvre
charitable, des collectes entre membres d'une même
association et surtout par des quêtes et des loteries.

Il n'est pas sans intérêt de porter son attention sur ces deux dernières formes de l'appel à l'assistance, qui s'offrent tout naturellement à la pensée dès qu'il s'agit de solliciter l'aumône, auxquelles il semble, à première vue, facile de recourir, sans précaution ni réserve, tant elles sont protégées et couvertes par l'élévation du but qu'elles poursuivent, et qui, cependant, dans le milieu parisien, et j'étends cette désignation à toutes les communes du département de la Seine, présentent de grandes difficultés et peuvent donner lieu aux plus graves abus.

En province, dans une petite localité, dans une ville même assez importante, la sollicitation, adressée à l'assistance privée, quel que soit le procédé qu'on adopte, ne peut entraîner aucun inconvénient. La misère spéciale à soulager ou l'œuvre charitable à soutenir est connue de tous ; celui qui, religieux ou laïque, tend la main pour le pauvre et celui qui lui remet son aumône ne sont pas étrangers l'un à l'autre, et, dans de pareilles conjonctures, une tentative de fraude serait certainement aussitôt démasquée qu'accomplie ; mais à Paris et dans ses banlieues populeuses, si la quête par des inconnus, sous prétexte de cha-

rité, pouvait se produire de porte en porte et d'é-
tage en étage, il en résulterait l'emploi habituel
de manœuvres frauduleuses, de mendicité, au
moyen de déguisements et de mensonges, qui,
en exploitant la charité, qu'elle mettrait vite en
défiance, ne tarderait pas à tarir toutes les sources
de la bienfaisance.

La nécessité d'éviter ce péril fait que, sauf le
cas où elles s'exercent par des œuvres religieuses
connues, représentées par des personnalités connues, elles aussi, et auprès de personnes bienfai-
santes préparées par leurs relations et leurs habitudes à accueillir de semblables demandes, les
quêtes à domicile par des ecclésiastiques ou des congréganistes, ne sont autorisées ni par l'autorité
religieuse ni par l'administration civile. Les œuvres charitables se soutiennent à l'aide d'offrandes
déposées dans les troncs placés dans les églises
et les établissements de bienfaisance, par des
souscriptions et par des quêtes spéciales faites à
l'issue des sermons dits de charité, et de fêtes ou
cérémonies publiques.

Quant aux quêtes faites par des laïques agissant
au nom ou comme membres de bureaux de bienfaisance, avec l'autorisation préalable des auto-

rités municipales, elles sont annoncées à l'avance, par voie d'affiches, qui préviennent les administrés de l'époque de la quête et des justifications qu'ils peuvent exiger de la part des quêteurs.

Envisagée comme procédé de quêtes dissimulées, la loterie est d'un emploi facile; elle fournit un moyen fructueux et très-précieux pour soutenir les œuvres charitables de peu d'importance.

Mais sur ce terrain les restrictions et les réserves prévoyantes abondent. La loi du 21 mai 1836 (1) prohibe les loteries d'une manière absolue. Il n'est fait d'exception, par son article 5 (2), que pour les loteries d'objets mobiliers destinés à des actes de bienfaisance ou à l'encouragement des arts. Or, ces loteries exceptionnelles doivent faire l'objet d'une autorisation spéciale. Les enseignements de la pratique, la nécessité de lutter perpétuellement contre l'escroquerie sous ses différents masques, ont amené la Préfecture de

(1) Les loteries de toute espèce sont prohibées. (Art. 1er.)

(2) Sont exceptées des dispositions des art. 1er et 2 ci-dessus les loteries d'objets mobiliers exclusivement destinées à des actes de bienfaisance ou à l'encouragement des arts, lorsqu'elles auront été autorisées dans les formes qui seront déterminées par des règlements d'administration publique. (Art. 5.)

police à ne délivrer des autorisations de ce
genre, dans les limites où elles sont du ressort de
l'autorité préfectorale (1), qu'en se conformant
à des règles presque aussi anciennes que la loi et
qui peuvent se résumer de la manière suivante:

1° N'autoriser aucune loterie se rattachant à
une personnalité quelconque, c'est-à-dire dont le
produit serait destiné à soulager une infortune
particulière. Si cette décision, rigoureuse en
apparence, n'était pas strictement observée, on
verrait surgir autant de demandes d'autorisation de loteries qu'il y aurait de propriétaires
d'objets mobiliers désireux d'abuser de la charité.
de profiter des séductions de l'alea, pour se défaire
de ces objets à des prix plus qu'exagérés.

2° Limiter les autorisations aux loteries orga-
nisées au profit d'œuvres ou d'établissements de
bienfaisance, qu'elles soient ou non fondées par
des sociétés religieuses de tous les cultes, lorsque
ces œuvres ou établissements existent, fonctionnent,
qu'ils ne sont entachés d'aucun caractère d'exploi-

---

(1) .... Pour les loteries excédant un capital de 5,000 francs,
les préfets auront à demander préalablement les instructions du
ministre de l'intérieur.

(Circulaire ministérielle du 4 novembre 1858.)

tation personnelle et qu'enfin, s'ils ne sont pas reconnus comme établissements d'utilité publique, la notoriété leur en a, pour ainsi dire, donné l'importance. En résumé, il faut que le produit de la loterie ne soit destiné ni à la création d'une œuvre, ni à en former les ressources fondamentales. S'il en était autrement, l'exception édictée par l'article 5 de la loi du 21 mai 1836 servirait de base aux manœuvres frauduleuses d'escrocs, ayant plus ou moins conscience de l'indignité de leur conduite, qui exploiteraient, à leur profit, la loterie de bienfaisance sous une rubrique facile à trouver et se créeraient ainsi des ressources, licites en apparence, à titre de frais d'administration dans le but affiché de fonder des œuvres charitables. Sous ce rapport, les prétextes de loteries ne manqueraient pas. Le mécanisme de ce genre d'escroquerie est bien simple. Il peut se résumer ainsi : Un but bienfaisant à atteindre. On n'a sous ce rapport que l'embarras du choix. — Une loterie comme moyen d'exécution. — Cent mille francs de billets à 1 fr. — Dix mille francs de lots. Viennent ensuite les dépenses de publicité, *les frais d'administration :* ceci est le véritable objectif qu'on proportionne aux res-

sources créées par la vente des billets. Lorsque
ces ressources seraient épuisées, on ferait le tirage
des lots, ce qui serait correct. L'œuvre à fonder
n'aurait rien, mais elle ne réclamerait pas, et le
tour serait à recommencer sous un autre titre.

En matière charitable, on l'a vu dans les nombreuses et récentes occasions où il a été procédé,
dans un but d'assistance, à des souscriptions publiques, la presse rend les plus grands services.
Il suffit qu'une misère soit signalée par elle pour
voir affluer de toutes parts les aumônes, les secours, souvent avec une abondance et même une
exagération produite par la collectivité, qui de-
viennent vite embarrassantes. Cela se produit
surtout lorsqu'un compte rendu de débat judiciaire entretient le public d'une infortune particulièrement intéressante et qui a besoin d'assistance.
Il s'agit d'un orphelin à recueillir, de quelque
pauvre femme qu'un accident vient de rendre
veuve, de quelque infirme chargé de famille
et dépourvu de ressources. Le journal a simplement indiqué le fait. S'il n'a fait connaître
l'adresse de l'indigent à secourir, les offrandes
pleuvront à son bureau. Le plaisir et la dou-
leur rendent l'âme bonne, et tant de gens

rient et pleurent dans notre grande ville ! Si l'adresse est désignée, le courant d'assistance s'y porte à flots. C'est un pactole, un courant de largesses. Les assistés honnêtes ferment la vanne, dès que l'œuvre charitable est accomplie.

Mais il y a des malheureux assez peu délicats pour vouloir épuiser les libéralités charitables dont ils sont les objets.

Je me souviens de l'un d'eux, qui voyant les visites attendries et généreuses se ralentir et impatienté de les attendre au logis, avait placé à sa porte un tronc dans lequel pendant longtemps encore, chose bizarre, des bienfaisances attardées vinrent discrètement déposer leurs aumônes. Ceci m'amène à citer un fait très-réel et très-parisien : celui d'un ménage indigent, dépourvu des objets mobiliers les plus indispensables et qui, recevant un secours, achète..... une armoire à glace.

De pareils procédés dépassent, on en conviendra, la mesure de cette « supercherie permise » qui, selon l'opinion d'un éminent professeur à la Faculté de Médecine de Paris, doit entrer dans les prévisions d'un budget d'assistance bien ordonné. A ce sujet, le spirituel docteur ajoutait avec une bonhomie pleine de philosophie pratique :

« Il y a tant de cas dans la vie où un peu de
« superflu laisse oublier l'absence du néces-
« saire (1). »

En matière de secours, tout n'est pas en effet
dans l'importance de l'allocation et dans la recti-
tude des procédés pour la répartir suivant un
programme méticuleusement tracé. Jamais l'assistance officielle, avec des salariés pour instruments,
si consciencieux que soit leur concours, avec
ses sévérités de contrôle formaliste, ne produira
dans des cas nombreux, les résultats qu'obtient,
par ses propres actes, la charité religieuse ou la
bienfaisance privée. « Si vous n'avez pas la charité, dit un livre saint, vous n'êtes rien. »

On peut avoir les *crédits* et la mission de les
distribuer, sans posséder, le voulût-on, la cha-
leur de cœur, les délicatesses de forme, l'accent
sympathique, qui doublent la valeur de l'aumône
et qui souvent font plus de bien qu'elle.

Il faut donc se féliciter d'avoir pu établir et
constater que la bienfaisance privée, par son action directe et par ses dons, spontanés ou solli-
cités, mais inépuisables, a une large part, à

(1) De *l'assistance publique*, par le Dr Lasègue. (*Archives de
médecine*, avril 1876.(

tous les points de vue, dans les œuvres d'assistance.

On objectera que beaucoup de ces bienfaiteurs de la misère, emportés par le plaisir, ont jeté leur aumône d'une main distraite et en courant ; ou bien qu'elle a été le prix d'une place de concert ou de théâtre, d'une entrée de bal ou même encore la réponse contrainte à quelque importune sollicitation. Il n'en faudra pas moins reconnaître que, pour le plus grand nombre d'entre eux, quelle que soit leur foi religieuse, ils ont voulu faire le bien, et l'ont fait, chacun dans la limite de ses forces et de ses aptitudes, et que c'est par la communauté de tous les efforts et de tous les sacrifices, qu'on arrive, chose admirable, à alimenter le budget de la charité et à lui fournir une notable partie de ces millions qui, suivant l'éloquente et pieuse expression du poëte, sont donnés aux pauvres et prêtés à Dieu.

FIN

ERRATUM

—

Ajouter à la nomenclature des écoles communales du 20e arrondissement, page 67 :

Rue de Puebla, 40... École de garçons, laïque.

    Id.   École de filles,   id.

    Id.   368... École de filles,   id.

TABLE

ANALYTIQUE ET ALPHABÉTIQUE DES MATIÈRES [1]

---

(1) *Pour faciliter les recherches, chaque œuvre de bienfaisance figure séparément sous sa désignation spéciale, et sous le titre ou le patronage qu'elle se donne.*

17

FIN DE LA TABLE DES MATIÈRES.

Librairie de P. ASSELIN, Place de l'École-de-Médecine.

TRAITÉ PRATIQUE ET RAISONNÉ

DES

PLANTES MÉDICINALES INDIGÈNES

OUVRAGE

couronné par l'Académie de Médecine et par la Société de Médecine de Marseille

Par CAZIN

CHEVALIER DE LA LÉGION D'HONNEUR, LAURÉAT DE L'ACADÉMIE DE MÉDECINE
ET DE LA SOCIÉTÉ DE MÉDECINE DE MARSEILLE,
MEMBRE ET LAURÉAT D'UN GRAND NOMBRE D'AUTRES SOCIÉTÉS SAVANTES

4e édition, revue, corrigée et augmentée d'un supplément et d'une
table alphabétique des noms latins.

Par le Dr Henri CAZIN

ANCIEN INTERNE DES HOPITAUX DE PARIS
MÉDECIN CONSULTANT AUX BAINS DE MER DE BOULOGNE

1 vol. grand in-8 de 1,100 pages, avec un atlas de 200 plantes du
même format. 1875.

Prix : figures noires : 20 fr. ; figures coloriées : 27 fr.

La première édition de cet ouvrage ne traitait que de l'emploi
thérapeutique des plantes ; celle-ci, plus complète et conçue
d'après un plan plus vaste, renferme :

1° La désignation des familles suivant la classification naturelle et artificielle ;
— 2° Leur synonymie latine et française ; — 3° Leur description ; — 4° Leur
culture ; — 5° Leur récolte et leur conservation ; — 6° Des notions sur leurs
propriétés chimiques et leurs usages dans les arts et dans l'économie domestique ; — 7° Leurs préparations pharmaceutiques et leurs doses ; — 8° Leur
action physiologique et toxique sur les animaux et sur l'homme ; — 9° Leurs
propriétés médicinales, avec de nombreux faits, dont la plupart ont été recueillis dans la pratique de l'auteur ; — 10° Leurs applications à la médecine
vétérinaire ; — 11° Un calendrier floral indiquant la récolte des plantes, mois
par mois ; — 12° La classification des plantes d'après leurs propriétés médicinales ; — 13° Une table des matières pathologiques et thérapeutiques (mé-
morial) ; — 14° Une table alphabétique des plantes, contenant leurs noms
scientifiques et vulgaires, leurs produits naturels et pharmaceutiques en français ; — 15° Une table alphabétique en latin.

Ainsi refondu, cet ouvrage, consacré à une partie de la
science généralement négligée dans les auteurs classiques, et
pouvant être considéré comme le complément nécessaire de tous
les traités de thérapeutique et de matière médicale, a été écrit
avec une conviction sérieuse, résultat de vingt-cinq années de recherches et d'expérimentations spéciales.

BOTANIQUE AGRICOLE ET MÉDICALE

OU ÉTUDE DES PLANTES QUI INTÉRESSENT PRINCIPALEMENT LES MÉDECINS,
LES VÉTÉRINAIRES ET LES AGRICULTEURS

Accompagnée de 155 planches représentant plus de 900 figures
intercalées dans le texte

Par H.-J.-A. RODET, directeur de l'École vétérinaire de Lyon.

2e édition, revue et considérablement augmentée,
avec la collaboration de C. BAILLET, professeur d'hygiène, de zoologie et de
botanique à l'École vétérinaire d'Alfort.

1 très-fort vol. in-8 de plus de 1,100 pag., cart. à l'anglaise. 1872. 17 fr.

COURS

DE BOTANIQUE ÉLÉMENTAIRE

COMPRENANT

**l'Anatomie, l'Organographie, la Physiologie, la Géographie,
la Pathologie et la Taxonomie des Plantes**

SUIVI

d'un VOCABULAIRE des mots techniques le plus généralement usités dans
la description des plantes

PAR M. RODET

Directeur-professeur à l'École vétérinaire de Lyon

TROISIÈME ÉDITION

REVUE, CORRIGÉE ET AUGMENTÉE, AVEC LA COLLABORATION

De M. E. MUSSAT, Professeur de botanique à l'École de Grignon

1 vol. gr. in-18, avec 341 fig. intercalées dans le texte,
cartonné à l'anglaise. 1874... 7 fr. 50

TABLEAU

DES FORMES EXTÉRIEURES ET DE L'ANATOMIE

DU CORPS HUMAIN

Une feuille in-plano comprenant 14 fig., dont 13 coloriées, avec explication.

PRIX : **4** FR. ; COLLÉ SUR TOILE, **5** FR.

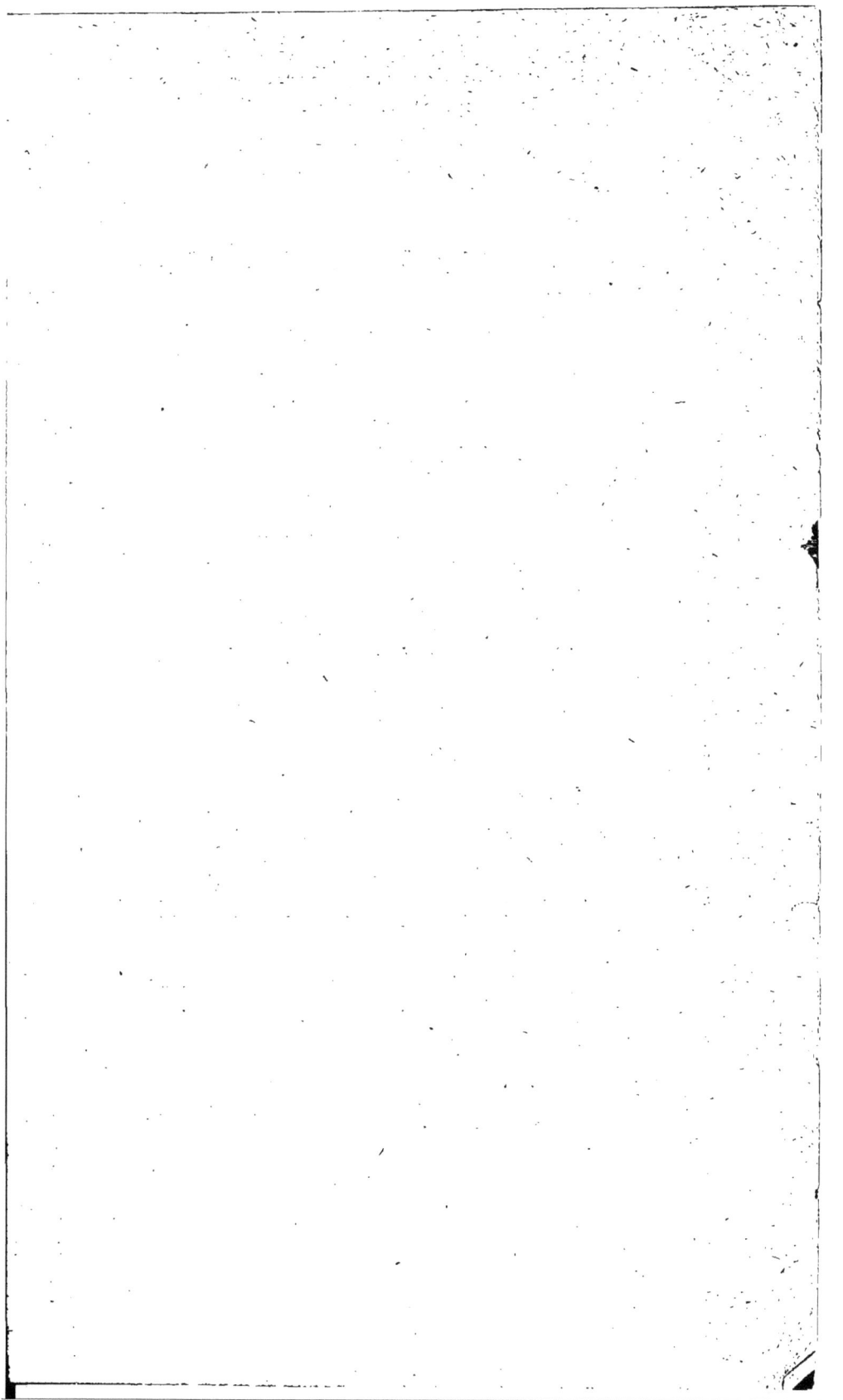

CORBEIL. — Typ. et stér. de CRÉTÉ FILS.

www.ingramcontent.com/pod-product-compliance
Lightning Source LLC
Chambersburg PA
CBHW070254200326
41518CB00010B/1783